ナーシング・ポケットマニュアル

基礎看護技術

第2版

岡本 恵里・玉木 ミヨ子 編著

BASIC
NURSING
SKILLS

JN021428

医歯薬出版株式会社

序 文

　本書『ナーシング・ポケットマニュアル　基礎看護技術　第2版』は，看護技術の手順のみならず，看護過程の展開において看護技術をどのように活用していくかを学習できるポケットマニュアルです．

　本書の前身となる『看護過程にそったポケッタブル・マニュアル　基礎看護技術』（1990年発行）から，新シリーズ『ナーシング・ポケットマニュアル　基礎看護技術』（2011年発行）へと引き継がれ，今日まで30年以上にわたり多くの看護学生・看護師の皆さまにご活用いただき，心より感謝申し上げます．

　本書は，看護技術を学ぶ際の参考書として，特に臨地実習や演習でご活用いただける内容を組み入れています．

　本書の構成・特徴は次のとおりです．

- ●「看護師の独自の機能は日常生活行動への援助である」というV・ヘンダーソンの考えをもとに，14の基本的欲求を充足する行動（日常生活行動）を助けるための看護技術を柱とし，医師の立てた治療計画の実行を助ける技術，いわゆる診療の補助技術も組み入れて構成しました．
- ●実際の援助の流れをイメージしながら学べるよう，看護技術を活用して援助する際の手順（準備→援助時のポイント・根拠→留意点→観察ポイント）に沿って解説しています．

● 看護技術の手順のみならず，「なぜこの手順が必要なのか」を理解して実践できるよう，援助に有用な知識・根拠を簡潔に示しました．

● 臨地実習や臨床では，習得した基本技術を活用して実際の患者（対象者）に看護を実践します．しかし，患者の病理的状態（疾病の症状や治療・処置など）によって日常生活行動はさまざまに変化するため，基本的な看護技術だけでは援助しきれない場面に直面することがあります．そこで本書の こんな時どうする？ では，さまざまな患者・場面を想定し，状況に応じた看護技術の応用の実際や注意点を解説しています．

● 必要最低限の技術・知識を網羅しながらも，臨地実習などで手軽に活用できるようコンパクトなポケットサイズとしています．

　今回の改訂では，上記に示した初版からの構成・特徴はそのままに，現在の臨床現場や最新の知見に基づいて全編を見直しました．

　制作にあたっては，今回も多くのご執筆者の先生方にご尽力いただきました．この場を借りて深く感謝を申し上げます．

　本書が，基礎看護技術を学ぶ看護学生の皆さま，臨床の現場で働く看護師の皆さまの学習や看護実践の一助となれば幸いです．

2023 年 7 月　編者

ナーシング・ポケットマニュアル
基礎看護技術 第2版

目次

❓……こんな時どうする?

第1章　正常に呼吸する

第7章 衣類の調節と環境の調節により，体温を生理的範囲内に維持する

第8章 身体を清潔に保ち，身だしなみを整え，皮膚を保護する

＊図の主題や紙幅の制限から，図中の個人防護具，援助前後の感染対策に関する記述を省略している箇所があります．
実際の看護実践では，患者・場面の状況に応じて適切な感染対策を講じましょう．

装丁・本文デザイン　株式会社トライ

執筆者一覧

● **編 集**

岡本 恵里 富山県立大学看護学部教授
玉木 ミヨ子 前埼玉医科大学短期大学看護学科特任教授

● **執筆者** (五十音順)

浦井 珠恵 富山県立大学看護学部准教授
岡本 恵里 編集に同じ
蒲生 澄美子 埼玉医科大学短期大学看護学科教授
木根 久江 日本大学医学部附属看護専門学校主事
今野 葉月 埼玉医科大学短期大学看護学科教授
酒井 見名子 藍野大学短期大学部第二看護学科講師
佐藤 智子 西武文理大学看護学部准教授
三善 郁代 富山県立大学看護学部准教授
白石 葉子 常葉大学健康科学部教授
鈴木 聡美 三重県立看護大学看護学部講師
関口 恵子 前埼玉医科大学短期大学看護学科准教授
玉木 ミヨ子 編集に同じ
寺岡 三左子 順天堂大学医療看護学部教授
濱野 初恵 富山県立大学看護学部講師
宮﨑 素子 埼玉医科大学短期大学看護学科講師
吉武 幸恵 東京情報大学看護学部准教授
鷲塚 寛子 富山県立大学看護学部講師

1. 呼吸測定

■ 準 備

①秒針付きの時計(またはストップウォッチ) ②聴診器

■ 援助時のポイント・根拠

①脈拍測定の前後に,脈拍を測定しているふりをして呼吸数を測定する.

> ▶呼吸筋は随意筋であり,呼吸を意識によってコントロールすることができる.よって,患者に呼吸数を測定されていることを意識させないようにする.

②胸郭や腹壁の動きをみて,回数・深さ・リズムを1分間測定する.

> ▶呼吸数を30秒間測定して2をかける方法では誤差が生じる.

③呼吸が微弱な場合は,聴診器を用いて呼吸音を聴取する.または,薄い紙や小鏡を鼻孔に近づけ,呼吸数を測定する.

呼吸数の基準

> 成人:16〜20回/分
> 　　　(頻呼吸:25回/分以上,徐呼吸:9回/分以下)

呼吸のリズム

正常……規則正しいリズム

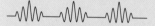

異常

・**チェーン・ストークス呼吸**……無呼吸から浅い呼吸，そして過呼吸となり，再度浅い呼吸から無呼吸となる．周期的に出現

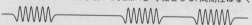

・**ビオー呼吸**……無呼吸から突然の多呼吸となる．周期性はなく不規則

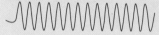

・**クスマウル呼吸**……非常に大きな深い呼吸を繰り返す

■ 留意点

・運動などの変動因子を考慮し，安静にした状態で行う．
・複数回にわたって測定する場合，同条件（時刻，体位など）で行う.

■ 観察ポイント

S：①息苦しさや胸痛，呼吸困難の有無と程度
　　②緊張や不安などの精神的な状況の訴え

O：①呼吸の回数，リズム，深さ，パターン
　　②呼吸音，SpO_2
　　③疾病や治療に伴う身体的症状（咳嗽，喀痰，肺性副雑音など）
　　④運動，姿勢，体位

こんな時どうする？

呼吸測定中に患者が話し出す場合

■ 援助時のポイント・根拠

・まずは患者の訴えを聞き，その後に「脈を測るので，楽にしていてください」などと声をかけ，安静状態で呼吸測定を行う．

■ 留意点

・患者が話すことによって呼吸状態が変化し，正確に測定できない場合もあるため，安静状態を確認してから呼吸測定を行う．
・呼吸を測定していることを患者が意識しないように，脈拍測定を行うそぶりをして呼吸測定を行う．

■ 観察ポイント

S：①患者の訴え
　　②喜びや悲しみ，不安などの情動的な訴え
O：①呼吸数，リズム，深さ，呼吸音
　　②姿勢，体位
　　③情動を示す表情やしぐさ

2. 体温測定

■ 準　備

①電子体温計　②時計（またはストップウォッチ）

■ 援助時のポイント・根拠

①測定前の 10〜30 分間，腋窩を閉じ
　ている状態で測定を開始する．

> ▶腋窩温は皮膚温の測定になるため，
> 体腔での測定と比較すると環境温
> 度の影響を受けやすい．よって，
> 体腔温度に近づけるためにも，あ
> らかじめ腋窩を閉じておく．

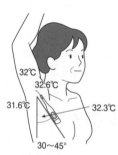

腋窩の体表面温度と
体温計のあて方

②腋窩最深部に体温計の先端を前下方か
　ら後上方に向かい 30〜45°の角度で
　あて，腋窩を密着させ，実測値の測定
　では 10 分間測る．

> ▶腋窩部の皮膚温は，大胸筋，広背筋，上腕三頭筋長筋，上腕二頭筋
> に囲まれた部位が最も高い．その最深部に体温計の先端を維持す
> る．

体温の基準

腋窩温	<	口腔温	<	直腸温
36.0〜37.0℃		腋窩温＋0.2〜0.5℃		口腔温＋0.4〜0.6℃

■ 留意点

・左右差を考慮し，同一側で測定を行う.

・日差や性ホルモンなどの変動因子を理解して測定する.

・片麻痺がある場合は健側で測定を行う.

・予測値の測定であれば，15〜60秒で測定できる.

■ 観察ポイント

S：①自覚症状（悪寒，体熱感，倦怠感など）の有無と程度

　　②緊張や不安などの精神的な状況の訴え

O：①体温の測定値

　　②体温の変動に伴う症状（戦慄，立毛，発汗など）

　　③熱型（稽留熱，弛張熱，間欠熱など）

　　④室内や寝床の温度

　　⑤年齢，性別

🔔 one point

●口腔検温では，舌小帯を避けるため舌下中央部に斜めから体温計の先端をあて，実測値は5分間測定する.

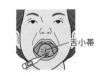

舌小帯

●直腸検温では，体温計の先端に潤滑油を塗り，成人の場合，肛門から5〜6cm挿入し，実測値は3分間測定する.

●赤外線の量を検知する非接触型体温計では，体表面温度を測定しているため核心温より低い値が表示される. サーモグラフィ・カメラによる体温測定では，複数の体表面温度の測定値を解析し予測した値が表示されるため，あくまでも目安としてとらえる.

5

痩せていて，体温計が腋窩に密着できない場合

■ 援助時のポイント・根拠

①腋窩検温をする場合は，最深部に体温計の先端をあてた後，上腕を
　やや前方に出して（15～30°），看護師または患者が他方の手で上
　腕を支え固定し，腋窩を密着させる．

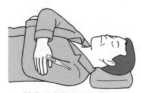

腋窩を密着させる方法

②①の方法でも腋窩が密着できない場合は，他の方法（非接触型体温
　計での測定など）で検温を行う．

■ 留意点

・腋窩検温では環境温の影響を受けやすい．10分間の測定の間，腋
　窩を密着させた状態を維持する．

■ 観察ポイント

O：①体格（痩せ型，肥満型など）
　　②腋窩腔の状態

3. 脈拍測定

■ 準 備

・秒針付きの時計（またはストップウォッチ）

■ 援助時のポイント・根拠

①一般的に橈骨動脈で測定することが多い.

②測定中に頸部を曲げないように説明する.

> ▶頸部を曲げると鎖骨下動脈が圧迫される. また, 頸動脈洞の圧迫により徐脈が起こる.

③動脈の走行に沿って, 示指, 中指, 薬指の指腹を軽くあて, 脈の回数, リズム, 性質を1分間測定する.

> ▶脈拍を30秒測定してその回数に2をかけたり, 15秒測定して4をかけたりすると誤差が生じる. また, 脈の性質の異常や不整脈などに気がつきにくくなる.

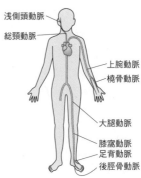

浅側頭動脈
総頸動脈
上腕動脈
橈骨動脈
大腿動脈
膝窩動脈
足背動脈
後脛骨動脈

脈拍が触知できるおもな部位
(p.270 参照)

脈拍の基準

成人：60〜80 回/分
　　　（頻脈：100 回/分以上　　徐脈：60 回/分以下）

■ 留意点

・食事や入浴，運動，排泄などの変動因子に留意し，安静状態で測定
　を行う．
・複数回にわたって測定する場合，同条件（時刻，体位，測定部位な
　ど）で行う．
・左右差を考慮し，同一側で測定する．
・片麻痺がある場合は健側で測定する．

■ 観察ポイント

S：①自覚症状（動悸，眩暈，頭痛など）の有無と程度
　　②緊張や不安などの精神的な状況の訴え
O：①脈拍の回数，リズム，脈の性状
　　②安静状態，姿勢，体位

こんな時どうする？

結滞がある場合
けっ たい

■ 援助時のポイント・根拠

①1分間に何回の結滞〔脈拍が途中で触れなくなる（欠損）〕がある
かを数える.

> ▶結滞の原因には，期外収縮，心房細動・粗動，徐脈性不整脈など
> がある.

②心音聴取と同時に脈拍測定を行い，心音とほぼ同時に脈が触れてい
るかを確認する.

■ 留意点

・結滞は不整脈の症状であるため，通常に比べて変化があった場合な
どは心電図をとり，医師に報告する.

■ 観察ポイント

S：①胸部不快感，胸痛，胸部圧迫感の有無

　　②嘔気・嘔吐や眩暈の有無

O：①脈拍数，リズム（結滞の有無），脈の性状

　　②血圧，心音，意識状態

4. 血圧測定

■ 準 備

①血圧計（アネロイド式血圧計）　②聴診器

■ 援助時のポイント・根拠

①一般的に上腕動脈で測定する.

②血圧測定部位（マンシェットを巻く位置）が心臓と同じ高さになるように, 体位を整える.

> ▶重力による影響で, 測定部位が心臓より高いと血圧値は低く, 心臓より低いと血圧値は高く測定される.

③ゴム嚢の中央が上腕動脈の走行に一致するようにマンシェットをあて, 指が2本入る程度のゆとりをもって, マンシェットの下縁が肘窩より2～3cm上になるように巻く.

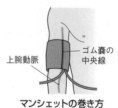

マンシェットの巻き方

（図中ラベル：上腕動脈／ゴム嚢の中央線）

> ▶マンシェットをきつく巻くと, 少ない圧力で動脈の流れが遮断されるため血圧値は低く, ゆるく巻くと動脈の流れを遮断するのに多くの圧力が必要となり血圧値は高く測定される.

> ▶2～3cmの空間がないと, チェストピースがマンシェットに触れて雑音が入り, コロトコフ音が聴き取りにくい.

④肘窩の上腕動脈が表在している部分に聴診器をあてる.

⑤橈骨動脈の触診法で測定した収縮期血圧（橈骨動脈の脈拍が消失する圧）の推定値から15〜20 mmHg 高いところまで加圧し，1拍動2 mmHg のスピードで減圧しながら，コロトコフ音を聴取する.

▶はやく減圧すると，実際の測定値よりも収縮期血圧は低く，拡張期血圧は高く読み取ってしまう.

成人における血圧値の分類（診療室血圧，単位は mmHg）

分類	収縮期血圧		拡張期血圧
正常血圧	<120	かつ	<80
正常高値血圧	120-129	かつ	<80
高値血圧	130-139	かつ/または	80-89
Ⅰ度高血圧	140-159	かつ/または	90-99
Ⅱ度高血圧	160-179	かつ/または	100-109
Ⅲ度高血圧	≧180	かつ/または	≧110
（孤立性）収縮期高血圧	≧140	かつ	<90

（日本高血圧学会高血圧治療ガイドライン作成委員会編：高血圧治療ガイドライン2019.
p. 18, 日本高血圧学会, 2019 [1]）より許諾を得て引用）

■ 留意点

・食事や入浴，運動，排泄などの変動因子に留意し，30分〜1時間程度安静にしている状態で行う.

・その他の留意点は「3. 脈拍測定」の「留意点」（p. 8）に準ずる.

■ 観察ポイント

S：①自覚症状（頭痛，眩暈など）の有無と程度

②緊張や不安などの精神的な状況の訴え

O：①血圧値

②疾病や治療に伴う身体的症状

③運動，姿勢，体位

オシロメトリック法による電子血圧計は，動脈中の血流によって血管壁に生じる圧振動（脈波）を圧センサーで検知しているため，圧センサー部位が動脈の上に一致するようにマンシェットを巻く.

こんな時どうする？

上腕が細い（太い）場合

■ 援助時のポイント・根拠

・上腕の太さに合わせてマンシェットを選択する．マンシェットの幅は測定部位の周囲長の40％，または直径の120％が適当である.

▶上腕の太さに対して，マンシェットの幅が狭ければ血圧値は高く，幅が広ければ血圧値は低く測定される.

■ 留意点

・成人では，マンシェットの幅13〜17 cm，長さ24〜30 cm が適当であるが，測定部位の太さに応じて選択する必要がある.

■ 観察ポイント

O：①血圧値
　　②年齢，体格，測定部位の周囲長や直径

肘関節に拘縮がある場合

■ 援助時のポイント・根拠

・肘関節の拘縮により，肘窩でコロトコフ音の聴取が困難な場合は，下肢（膝窩動脈，足背動脈，後脛骨動脈）で測定する．またはオシロメトリック法の電子血圧計を使用して測定する．

大腿部

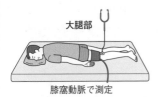

膝窩動脈で測定

下腿部

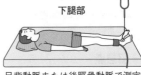

足背動脈または後脛骨動脈で測定

■ 留意点

・下肢で測定する場合は，仰臥位または腹臥位で行う．

　▶測定部位が心臓と同じ高さになるようにする．

・オシロメトリック法による電子血圧計を使用する場合は，p.12の「one point」の方法に留意する．

■ 観察ポイント

O：①血圧値
　　②拘縮の有無と程度
　　③動脈の触知部位

上肢に麻痺やシャント，点滴静脈注射を実施している場合

■ 援助時のポイント・根拠

①片側だけに麻痺やシャント，点滴静脈注射を実施している場合は，他方の上肢で測定する.

②両上肢に麻痺やシャント，点滴静脈注射の挿入のいずれかがあり，上腕動脈の血圧測定ができない場合は，下肢（膝窩動脈，足背動脈，後脛骨動脈）で測定する.

■ 留意点

・「肘関節に拘縮がある場合」の「留意点」（p.13）に準ずる.

■ 観察ポイント

O：①血圧値
　　②片麻痺の有無，部位
　　③シャントの部位やシャント術の予定の有無
　　④持続点滴の針刺入部の状態

5. 酸素吸入(鼻カニュラ法)

■ 準 備

①酸素流量計(中央配管用)　②経鼻カニュラ(以下,カニュラ)
③ニップルナット　④必要時,加湿器および滅菌蒸留水

■ 援助時のポイント・根拠

①中央配管の酸素のアウトレット
　(配管端末)を確認し,酸素流量
　計のアダプターを接続する.
②酸素流量計にニップルナットを接
　続し,さらにカニュラを接続する.

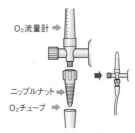

O₂流量計

ニップルナット

O₂チューブ

ニップルナットと使用例

▶「酸素療法マニュアル」[2] では,酸素加湿について「鼻カニュラで
　は3L/分まで,ベンチュリーマスクでは酸素流量に関係なく酸素
　濃度40%まではあえて酸素を加湿する必要はない.むしろ,室内
　気の湿度に注意すべきである」としている.さらに,酸素流量が
　2L/分であっても,患者によっては鼻腔粘膜を刺激し,びらんを
　生じさせる報告があったことから,鼻腔や口腔の乾燥感を訴える
　患者には柔軟に対応すべきであるとしている.

③患者に酸素吸入の必要性と効果を説明し，同意を得る．

④ベッドを 30～40°ギャッチアップするなど上体を挙上した安楽な体位にする．

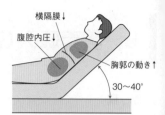

横隔膜↓

腹腔内圧↓

胸郭の動き↑

30～40°

酸素吸入時の体位

> ▶肺胞換気量，肺血流量は体位によって変化する．胸郭運動がスムースに行われる体位は立位，座位である．

⑤酸素流量計のつまみを回し，カニュラから酸素が流出することを確認する．

⑥酸素を少し流しながら患者にカニュラを装着する．

⑦酸素流量を医師の指示量に設定する．

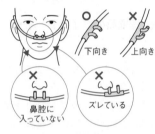

○ 下向き

× 上向き

× 鼻腔に入っていない

× ズレている

カニュラの装着例

⑧必要時カニュラを頬部に固定する．

⑨（頭部側の）ベッド柵などに火気厳禁の表示をする．

■ 留意点

・カニュラは簡便な方法ではあるが，口呼吸をしている患者には適さない．また，カニュラでは吸入酸素濃度（FiO_2）を 40% 以上得ることができないため，FiO_2 50% 以上の高濃度の酸素吸入が必要な場合はリザーバー付きマスクを選択する（表）．

・慢性呼吸不全（肺気腫，喘息など）の患者では酸素投与量の上限を確認する．高炭酸ガス血症の場合，低酸素血症が呼吸刺激となって

いるため，高濃度の酸素が投与されるとさらに二酸化炭素の蓄積が
起こり，呼吸性アシドーシスとなる.

・カニュラによる皮膚の損傷が起こらないように必要に応じて保護する.

・口腔，鼻腔の粘膜が乾燥しやすいので，口腔内，鼻腔内の清潔を保つ.

・吸入する酸素加湿のデメリットとしては，気泡音による睡眠障害，加湿器内の汚染，酸素チューブ内の結露などがある.

表　酸素吸入濃度と吸入方法

吸入方法	酸素濃度	長所	短所
酸素カニュラ	1 L/分→24% 2 L/分→28% 3 L/分→32% 4 L/分→36% 5 L/分→40%	・食事，会話がスムース ・取り扱いが簡便 ・長期間の使用が可能	・鼻粘膜を刺激し，びらんを形成するおそれがある ・はずれやすい
フェイスマスク	5〜10 L/分 →40〜60% 通常5 L/分以上にする（FiO₂は40%以上になる）	・鼻腔・口腔粘膜への刺激が少ない ・比較的高濃度の酸素吸入が可能	・声が聞きとりにくい，食事ができない ・顔との密着性が損なわれると酸素濃度が安定しにくい ・マスクの素材にかぶれることがある ・顔面との密着部位は褥瘡にならないよう注意する ・マスク内に臭気がこもる ・痰を出しにくい
ベンチュリーマスク（ダイリューダ）	6 L/分→31〜35% 8 L/分→40% 12 L/分→50%	・正確な酸素濃度が必要な場合に適応 ・患者の呼吸パターンに左右されない	
リザーバー付きマスク	6 L/分→60% 8 L/分→80% 10 L/分→99%	・比較的高濃度の酸素吸入が可能	

（猪又克子，他監修：Photo & Movie　臨床看護技術パーフェクトナビ. p.177，学研，2008[3] を参考に作成）

■ 観察ポイント

S：①呼吸困難感の有無と程度

　　②鼻腔内の違和感，疼痛の有無と程度

　　③鼻・咽頭の乾燥感の有無と程度

　　④拘束感の有無と程度

　　⑤臭気など不快感の有無と程度

O：①チアノーゼの有無と程度

　　②呼吸数，リズム，性状

　　③バイタルサインの変化，SpO_2 値の変化

　　④意識障害・けいれんの有無

　　⑤動脈血ガス分析値の変化

　　⑥痰の性状（粘稠度の変化など）

　　⑦鼻腔・口腔内の乾燥の有無と程度

　　⑧酸素流量

　　⑨酸素チューブの接続部のゆるみ，はずれ，閉塞がないか

🔔 one point

呼吸困難時は，上半身を枕などにもたれかけさ
せてやや前傾姿勢をとる．前傾座位の姿勢は横
隔膜が下がり呼吸しやすくなる．上肢は膝や
テーブルの上に置くとよい．

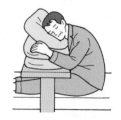

こんな時どうする？

加湿を必要とする場合

■ 準 備

①酸素流量計（中央配管用）　②加湿器　③滅菌蒸留水　④簡易酸素マスク

> ▶加温・加湿器は細菌の繁殖に適温・適湿である．酸素の加湿目的で加湿器を使用する際には，滅菌蒸留水減少時の追加注入を避け，残液を捨てて全量交換することが望ましい．また，加湿器は無菌操作に準じて取り扱う．

■ 援助時のポイント・根拠

①酸素流量計と滅菌蒸留水を入れた加湿器を接続し，さらに酸素マスクを接続する．
②その他のポイントは「5．酸素吸入（鼻カニュラ法）」の「援助時のポイント・根拠」（p. 15～）に準ずる．

酸素投与が必要な患者が車椅子で移動する場合

■ 準 備

①酸素ボンベ　②酸素流量計（圧力調整器付き）　③スパナ

■ 援助時のポイント・根拠

①酸素ボンベのシールをはがし，少量の酸素を噴出させる（クラッキング）．

②酸素流量計のパッキンの劣化や破損がないことを確認してから，酸素流量計を取り付ける．ねじやまを破損しないように回して取り付け，さらにスパナでしっかり接続する．

③バルブを開け，酸素が流れるか，十分な残量があるかを確認する．

> ▶病棟ではガス容量 500 L（内容積 3.4 L）の酸素ボンベが汎用され，充填圧 14.7 MPa（＝150 気圧）で酸素が充填されているため，ボンベ内の酸素残量は圧力計の値（残圧）から以下の計算式で算出できる．
>
> 酸素ボンベ残量(L)
> 　＝ボンベ容量(500 L)×圧力計の値(残圧；MPa)÷充填圧(14.7 MPa)
>
> 算出した酸素ボンベ残量（L）と使用流量（L/分）から，残りの使用可能時間を算出できる．
>
> 残りの使用可能時間(分)＝酸素ボンベ残量(L)÷使用流量(L/分)

④車椅子に酸素ボンベを取り付ける．

⑤カニュラをつけた患者が車椅子へ移動したら，酸素ボンベとチューブを接続する．

⑥酸素流量の設定を行う．

■ 留意点

・酸素ボンベの圧力調整器が 5 MPa 以下の場合にはボンベを交換する．クラッキング時の音が大きいため，夜間の交換は避けることが望ましい．

・クラッキングを行う際には周囲に人がいないことを確認する．

6. パルスオキシメータ

■ 準　備

・パルスオキシメータ

クリップタイプ

本体と一体型

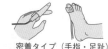
密着タイプ（手指・足趾）

密着タイプ
（耳朶）

同（鼻梁）

同（前額）

パルスオキシメータのプローブの種類（文献4を参考に作成）

■ 援助時のポイント・根拠

①測定の必要性について説明する.

> ▶パルスオキシメータは動脈血酸素飽和度 SpO_2（動脈血のヘモグロビンが酸素で満たされている割合）を測定する機器であり，測定時に痛みを伴わないことを説明する．連続的にモニターする目的を理解してもらうことによって患者の協力が得られやすい.

②プローブを装着する手指の爪の状態を確認する.

> ▶SpO₂ はプローブの発光部から出る光が受光部に届くことで測定される。爪の汚れやマニキュアによって光が受光部に届きにくくなる。また，プローブのずれ，圧迫による血流の阻害，照明灯など周囲の強い光などによって測定値に誤差が生じる場合があるため注意する。

③赤外線センサーの発光部が爪の上にくるようにプローブを装着する。

爪の上に発光部が
装着されている

センサーの取り付け方が
逆である

センサーの取り付け方が
浅い

パルスオキシメータ装着例

④測定値が低下した場合にアラームが鳴るように設定する。

> ▶一般に SpO₂ 97～98％は酸素化が良好であることを示す。
> SpO₂ 94％（≒ PaO₂ 75 Torr）未満が酸素投与の適応となる。

SpO₂ と PaO₂ の対応（換算表）（文献 5 を参考に作表）

SpO₂ （%）	95	93	90	88	85
PaO₂ （Torr）	80	70	60	55	50

■ 留意点

・測定部位の血流や労作によって SpO₂ 値が変動する。

・装着部位に過度に圧迫が加わることで末梢循環が不良となり，低温熱傷，かぶれ，発赤が生じやすくなる。

■ 観察ポイント

S：①器械が気になっていないか

　②呼吸困難感の有無と程度

　③装着部位の疼痛の有無と程度

O：① SpO_2 値，脈拍数

　②呼吸数，リズム，性状

　③装着部位の皮膚の変化

　④酸素化不良時の症状（チアノーゼや冷感）の有無と程度

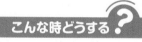

こんな時どうする？

指が細く，センサーがずれやすい場合

■ 援助時のポイント・根拠

①クリップタイプはセンサーの位置がずれやすいことを考慮し，間欠的な測定を計画し，テーブルに手を置くなど安定した状態を維持できるように工夫する．

②継続的な測定が必要な場合には，テープ式のプローブに変更する．あるいは測定部位を手指から耳朶・鼻梁・前額部へ変更する．

■ 留意点

・シリコン製のプローブ（手指用）は指先を覆ってしまいセンサーのずれに気づきにくいため，指の周径に合ったプローブを選択する．

指先が冷たく，センサーが感知しない場合

■ 援助時のポイント・根拠

・測定部位をマッサージしたり，温めるなどして血流を促進する．あるいは，測定部位を耳朶・鼻梁・前額部に変更する．

> ▶指先の血流が不良になると透過光層の変動成分の情報が不十分となり測定ができなくなる．手関節は血管が表在しているため，前腕 1/3 程度から指先までを温めることで血流の改善が期待できる．手関節を回転させる，手指を握ったり開いたりする運動も効果が期待できる．

■ 留意点

・末梢に浮腫のある患者は，測定値への影響と皮膚損傷を予防するため，浮腫のない部位で測定する．

7. 一時吸引（鼻腔・口腔内吸引）

■ 準 備

①中央配管式吸引瓶と圧力計　②多孔式吸引用カテーテル（成人12
～14 Fr）　③接続管　④消毒綿　⑤通水用水（蒸留水）　⑥聴診器
⑦ディスポーザブル手袋　⑧ディスポーザブルエプロン

■ 援助時のポイント・根拠

【鼻腔吸引】

①吸引の協力を得るため，患者に方法や目的を説明する．

②ファーラー位にし，顔を横に向ける．

　▶吐物による窒息を予防するため．

③エプロン，手袋を装着し，吸引用カテーテルを接続する．

　▶痰には粘膜の組織片や細菌などが混入しているため，感染予防の
　　目的で装着する．厳密な無菌操作は必要としない．

④電源を入れ，吸引用カテーテルを閉塞させると圧力計のゲージが上
　昇することを確認する．

⑤吸引用カテーテルの破損の有無を確認するために通水する．

⑥吸引用カテーテルを潰し，吸引圧（陰圧）がかからないようにして，
　吸気時に，カテーテルを鼻腔底に沿って 15～20 cm 挿入する．

　▶吸引圧（陰圧）をかけずに挿入するのは，鼻腔粘膜の損傷予防と
　　空気の吸引を最小限にするためである．

25

⑦吸引をする．カテーテルは指先をこすり合わせるように**回転させ**，少しずつ位置をずらしながら吸引する．

> ▶カテーテルの穴の位置を動かさないと，同一部位に吸引圧（陰圧）がかかり粘膜の損傷を招く危険性がある．

⑧1回の吸引操作は10秒以内で行う．

> ▶空気が吸引されることで生じる低酸素状態を防止する．

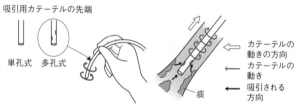

吸引用カテーテルの先端

単孔式　多孔式

2本あるいは3本の指で転がすように回転させる．

カテーテルの動きの方向
カテーテルの動き
吸引される方向

痰

⑨吸引用カテーテルおよび接続管内の吸引物の観察をする．
⑩吸引用カテーテルの表面を消毒綿で拭き，通水する．電源を切る．

【口腔内吸引】

①〜⑤は【鼻腔吸引】の「援助時のポイント・根拠」（p. 25）に準ずる．

⑥舌を舌圧子で軽く押さえ，吸引用カテーテルを潰し，吸引圧（陰圧）がかからないようにして，吸気時にカテーテルを咽頭・喉頭まで挿入する．

> ▶カテーテルで口蓋垂を刺激すると嘔吐反射が誘発される．舌を押さえることによって口腔内の視野が広くなり，分泌物の貯留が確認できる．

⑦〜⑩は【鼻腔吸引】の「援助時のポイント・根拠」（p. 26）に準ずる.

■ 留意点

・吸引を実施する前に深呼吸を促す. 続けて吸引が必要な場合には，数回呼吸させてから吸引する. 痰の粘稠度が高い場合には加湿を考慮する.

・必要時，吸引実施前後に呼吸音の確認をする.

・心電図モニター装着患者の吸引時は，不整脈の発生に注意しながら吸引する.

・パルスオキシメータを装着している患者の吸引時は，SpO_2 値の急激な低下，数値の回復状況に注意しながら吸引する.

・吸引を定期的に必要とする患者が，病室から検査室などへの移動が必要となった場合にはポータブル吸引器を準備し携帯する.

■ 観察ポイント

S：①呼吸困難感の有無と程度

②喀痰の残留の有無と程度

③口渇感の有無と程度

O：①喀痰の色，量，性状，混入物の有無

②呼吸状態（回数，リズム，深さ），咳嗽の有無，喘鳴の有無，呼吸音

③胸郭・横隔膜の運動状態

④バイタルサイン，SpO_2 値の変化

⑤鼻腔または口腔粘膜からの出血の有無と程度

⑥水分出納バランス

気管内吸引（気管内挿管チューブ）を行う場合

■ 準　備

①多孔式吸引用カテーテル　②滅菌蒸留水　③消毒綿　④滅菌手袋

吸引カテーテルの特徴

口腔・鼻腔用	気管内挿管用
・やわらかい ・弾力性がある	・適度なコシ ・気管内チューブへの挿入がスムース

接続部　　　　　　　　　　調節口

調節口付は口を指で押さえることで吸引圧の調整が可能

吸引用カテーテル

挿管チューブ

吸引用カテーテルのサイズ		気管内挿管チューブ（カフ付き）	
Fr	外径（mm）	内径（mm）	外径（mm）*
6	2	6.0	8.2〜8.7
8	2.7	6.5	8.8〜9.3
8〜10	2.7〜3.3	7.0	9.6〜10.0
10	3.3	7.5	10.0〜10.3
12	4.0	8.0	10.7〜11.0
14	4.7	8.5	11.3〜11.7
14〜16	4.7〜5.3	9.0	12.1〜12.3

*：数値は目安．メーカーやカフの容量，材質によって異なる．

吸引用カテーテルのサイズ

＝気管内挿管チューブ内径（mm）×1.5（Fr）以下

■ 援助時のポイント・根拠

①吸引用カテーテルを操作する手には滅菌手袋を装着する.

②通水は滅菌蒸留水を使用する.

> ▶通常の呼吸では，空気は鼻腔を経由することで微細な塵埃，有機物などの除去が行われるが，気管内チューブの挿入によってそれらが気管・気管支へ容易に達するため，無菌操作によって除去し，防御機構を維持する.

③吸引用カテーテルの構造に合わせて閉塞させ，圧がかからない状態で気管内に挿入する.

> ▶圧をかけることでチューブ内の空気を吸い取り，低酸素状態になることを防止する.

④経口挿管では約20 cm，気管切開の場合には約10 cm挿入し，抵抗を感じたところから数mm手前に引き戻す.

> ▶挿入時に抵抗があった場合，これ以上進めると気管分岐部の粘膜を損傷するおそれがあるため引き戻す.

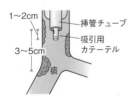

気道と気管内チューブの位置関係
吸引用カテーテルは挿管チューブの先端から1〜2cm程度長く挿入する

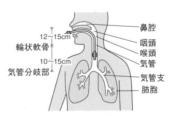

気管チューブの挿入の長さの目安
成人男性：門歯から21〜24cm
成人女性：門歯から22〜26cm

⑤吸引する．指先をこすり合わせるようにしてカテーテルを回転させ
　ながら，ゆっくり引き抜く．1回の吸引時間（吸引用カテーテルの
　挿入開始から終了までの時間）は15秒以内で行う．
⑥吸引用カテーテルの外側を消毒綿で拭き，滅菌蒸留水を吸引する．
⑦吸引後，カフ圧の変化の有無を確認する．

■ 留意点

・吸引用カテーテルは1回ごとの使用に限ることが望ましい．
・吸引用カテーテルの種類によって陰圧のかかる方法が異なるため，
　カテーテルの構造を理解した上で操作する．
・意識レベルの低下している患者に対しても声をかけながら行う．

■ 観察ポイント

S：①呼吸困難感の有無と程度
O：①喀痰の色，量，性状，混入物の有無
　　②呼吸状態，喘鳴の有無，呼吸音
　　③胸郭・横隔膜の運動状態
　　④バイタルサイン，意識状態，SpO_2値の変化
　　⑤チアノーゼの有無
　　⑥カフ圧

1. 食事介助

■ 準 備

①襟かけ用のタオル・食事用ナプキン（必要時エプロン）

②ティッシュペーパー　③おしぼり　④箸・スプーン

⑤コップ・湯呑み（または吸い飲み）

■ 援助時のポイント・根拠

【食事環境の準備】

①体調と食欲を確認する．排泄を済ませてもらう．

②不要な物を片付け，換気や照明・空調の調節を行う．

③頭部の挙上（ベッドを30〜60°ギャッチアップ）や枕を使用して，できるだけ上半身を起こし，軽く頸部を前屈（顎を引く）させた姿勢にする．離床できる患者は椅子や車椅子に座ってもらう．

> ▶胃からの逆流や誤嚥を予防する（食道から胃までの解剖学的構造，嚥下時の咽頭部の動きを考慮し，重力を利用してスムースに食塊を胃に送り込む）．

④おしぼりで患者の手を拭き，襟元にタオルや食事用ナプキンをかける．義歯や眼鏡がある場合は装着する．

⑤オーバーテーブルや床頭台を，患者に合わせた位置・高さに調節し，食膳と食器，ティッシュペーパーを使いやすい位置に配置する．

▶患者から食膳の内容が見える位置に配膳することで食事への楽しみを感じてもらい，消化液の分泌を促す.

▶自力で食べてもらう場合は，肘を大きく動かさずに（上腕の筋力に負担をかけずに）食器から口に食物を運べることが望ましい.

【食事介助】

①患者と一緒に献立を確認しながら，食膳の準備（食器を配列し直す，蓋をはずす，調味料をかけるなど）の介助や声かけを行う.

②水やお茶，汁物などを最初に一口飲んでもらう. 吸い飲みやストローを用いて介助する場合は，口角から口腔壁に沿わせるように少量ずつ流し入れる. とろみのない水分は誤嚥しやすいので，患者のペース（呼吸）に合わせて，一度に多く入れすぎないよう注意する.

▶口腔内を水分で潤すことにより，唾液の分泌や食塊形成が促進される.

③咀嚼・飲み込みやすい量の食物を口に運ぶ. 食べるペース，嚥下時の甲状軟骨（喉仏）の上下動などを観察してから，次の一口を入れる.

▶1回量が多すぎても少なすぎても，十分にかみ砕けないまま飲み込んでしまったり，1回の嚥下反射でスムースに飲み込めなかったりするので，誤嚥や消化不良につながるおそれがある.

④誤嚥を避けるため，食物を流し込んだり，口の奥や歯の外側に入れたりしない. スプーンや箸などの先端が歯や歯肉にあたらないよう注意する. スプーンを舌の中央にあてて食物を認知してもらい，閉口してから，下顎が挙上しないように注意しながら，スプーンホールのカーブに沿っ

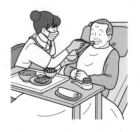

て上口唇を滑らせるように抜き取る.

⑤食事中および食後に,水分（お茶など）を飲んでもらう.

⑥食後に口腔ケア（含嗽など）を行い,口腔内に食物残渣がないことを確認する.おしぼりで手を拭き,ナプキンなどをはずす.

⑦下膳し,使用した食器や義歯を洗浄して片づける.吸い飲みや食事用ナプキンの汚れが落ちにくい場合は,適宜消毒する.

⑧食後30分程度は上半身を起こしたまま過ごしてもらう.室内に食事のにおいがこもっている場合は換気を行う.

> ▶胃から食道への逆流による誤嚥や食道炎を防ぐ.また食後すぐに運動すると消化不良や気分不良につながるので控えてもらう.

■ 留意点

・誤嚥による窒息・肺炎の予防が重要である.体を起こせない場合も,側臥位をとるなど食事の体位を工夫する.

・口腔内の汚れやにおいがある場合は,食前に口腔ケアを行う.

> ▶口腔内に細菌が繁殖していると,誤嚥した際に肺炎のリスクが高まる.また口腔内を清潔にすることは,食物の味・香りを十分に楽しめることにつながり,口腔内の刺激により唾液分泌や舌の動きを活発にする.

・ADLを維持・向上できるよう,自分でできることはやってもらう.ただし,食事には通常15分以上を要するため,体力・筋力が低下している患者は疲労しやすい.適切な体位や食器の選択,環境調整により,食事動作への集中力低下や食欲低下を防ぐ.

・看護師は圧迫感を与える態度や,せっかちな態度ではなく,患者の脇に座り,落ち着いた態度で接する.

・食欲低下がみられる（予想される）場合は,全量摂取できなくても,

蛋白質（肉・魚などの主菜）やビタミン類（野菜・果物）を優先して食べてもらうことで，栄養のバランスを整える．

・ADLや咀嚼・嚥下機能，食欲に変化がみられる場合は，メニュー変更を検討する．

・食事中から食後2時間以内は，食物アレルギーによる即時型アレルギー反応に注意する．重症（グレード3）のアナフィラキシーでは，皮膚症状（蕁麻疹，口唇・眼瞼腫脹），消化器症状（咽頭痛・腹痛，嘔吐・下痢），呼吸器症状（咳嗽，喘鳴・呼吸困難）に続き，全身性のショック症状を呈する．

・内服薬が処方されている場合は，薬の種類と服薬の指示時間（食前・食後・食間など）を必ず確認する．

▶水以外での服用や一緒に食べた食物によって薬効に影響が出ることがある．

!one point **工夫された食器（ユニバーサルデザイン食器）**

食器は，患者の上肢の筋力・握力と関節可動域，開口・咀嚼・嚥下機能に合わせて，形状・大きさ・材質（表面のすべりにくさ・重さ）を選ぶ．

柄が握りやすく，角度がついており，手や腕の動きに制限があってもこぼさずにすくいやすくなっている．

縁の角度が違い，深いほうに食物を寄せて片手ですくいやすくなっている．

飲み口の縁が斜めで鼻があたらないようになっている．

■ 観察ポイント

【食前】

S：①食欲・空腹感の有無と程度

②消化器症状（嘔気，腹部膨満感，腹痛）の有無

O：①食事環境（食事しやすく整っているか）

②食物アレルギーの有無（メニューにアレルゲンが含まれていないか）

③薬の種類と服薬の指示時間

【食事中・食後】

S：①消化器症状（嘔気，腹部膨満感，腹痛，下痢）

②食事動作による疲労感の有無

③満腹感の有無と程度

④メニュー全体や食材の内容・量・硬さ・味つけは満足であったか

O：①食事動作：上肢の動き・筋力，食器の持ち方，食事中の姿勢保持

②開口・咀嚼・嚥下機能：下顎・口唇・舌の動き，むせ・咳・痰のからみの有無と程度

③食事摂取内容：摂取量（主食・副食それぞれの割合），栄養バランス（エネルギー量，炭水化物・蛋白質・脂質，塩分など）

④水分摂取量

⑤食物アレルギー反応（特にアナフィラキシー）の有無

こんな時どうする❓

嚥下障害がある場合

①食事の前に，頬の筋肉や口唇，舌の運動を行う．口の開閉，頬を膨らます動作，口唇をすぼめて突き出す動作，舌を上下・左右・前後に動かす動作などをゆっくりと数回ずつ繰り返す．口腔内のアイスマッサージや発声練習をする場合もある．

②食前に口腔ケアを行って口腔内を清潔にし，唾液分泌を促す．

③体位をファーラー位・半座位，頸部前屈位に整える．上半身をまっすぐに保つことができない場合は体位保持用の枕で支える．

┌─ 誤嚥しにくい姿勢（頸部前屈位）─────────────────

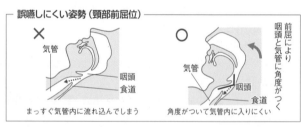

✕

気管
咽頭
食道

まっすぐ気管内に流れ込んでしまう

〇

気管
咽頭
食道

前屈により咽頭と気管に角度がつく

角度がついて気管内に入りにくい

┌─ 嚥下の段階 ─────────────────────────

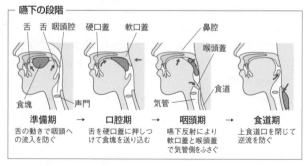

舌　舌　咽頭腔　　硬口蓋　軟口蓋　　　　　鼻腔
　　　　　　　　　　　　　　　　　　　　喉頭蓋
　　　　　　　　　　　　　　　　　　　　食道
食塊　　　声門　　　　　　　　　気管

準備期
舌の動きで咽頭への流入を防ぐ

→

口腔期
舌を硬口蓋に押しつけて食塊を送り込む

→

咽頭期
嚥下反射により軟口蓋と喉頭蓋で気管側をふさぐ

→

食道期
上食道口を閉じて逆流を防ぐ

④食事メニューは，飲み込みやすい形態に調理する．水分にはとろみ剤を加える．固形物と水分を含むものを交互に食べてもらう．

> ▶水・お茶・汁物はサラサラしているため誤嚥しやすい．患者の嚥下機能に合わせてとろみの程度を調節する．

> ▶固形物ばかり続けて食べると，食塊が口腔内や咽頭部にたまりやすく，誤嚥しやすい．

⑤口に入れる1回量はティースプーン1杯程度とする．舌の先から中央付近に入れ，スプーンホールのカーブに沿って上口唇を滑らせるように抜き取る．片麻痺がある場合には健側に入れる．口腔内に食物残渣がたまっていないかを時々確認する．

⑥患者が咀嚼・嚥下に集中できるよう適宜声かけして促す．ぼーっとしていたり，他のことに気が散っている時には食物を口に入れない．

⑦摂食嚥下障害看護（摂食・嚥下障害看護）認定看護師や言語聴覚士（ST）による摂食嚥下のリハビリテーション，栄養サポートチーム（NST）との連携を図る．

視力障害がある場合

①食事内容を丁寧に説明する．おいしく食べてもらえるように，具体的に伝える．

②患者の希望を聞きながら食膳の位置・高さ，食器（献立）の配置を調整する．「みそ汁椀は時計の4時の位置です」などと伝える．

③熱いもの，倒れやすい食器やナイフなど，触れると危険なものがある時は患者に伝えて場所を確認してもらう．

④できるだけ自分のペースで食べられるように見守る．

2. 経鼻経管栄養法

■ 準 備

【カテーテルの挿入・留置】

①12〜16 Fr の胃管カテーテル　②固定用テープ　③水溶性潤滑剤
④ガーゼ　⑤処置用シーツ　⑥ガーグルベースンまたは膿盆（または
ゴミ用ビニール袋）　⑦タオルまたはティッシュペーパー　⑧10 mL
または 20 mL の注射器（カテーテルチップ型）　⑨聴診器　⑩微温湯
（白湯）または水　⑪ディスポーザブル手袋　⑫はさみ　⑬ペンライ
ト

【栄養剤・流動食の注入】

①イリゲータまたは栄養バッグ　②経管栄養セット（クレンメ付きの
接続チューブ）　③栄養剤または流動食　④微温湯（白湯）または水
⑤10 mL または 20 mL の注射器（カテーテルチップ型）　⑥聴診器
⑦ディスポーザブル手袋　⑧ペンライト　⑨ガーグルベースンまたは
膿盆（またはゴミ用ビニール袋）　⑩イリゲータ用スタンド

■ 援助時のポイント・根拠

【カテーテルの挿入・留置】

①経管栄養法（目的，方法）について説明し，同意を得る．
②鼻腔・口腔内，顔面を清潔にする．カテーテルのサイズ（太さ）お
　よび左右どちらの鼻腔から挿入するかを決める．

▶鼻腔・口腔内の汚れや痰などにより，カテーテル挿入がスムースにできなかったり，消化管や気道に感染源を運んでしまったりするおそれがある．また顔面の皮脂をよく拭き取ることでカテーテルをテープ固定しやすくする．

③頭部を30°以上挙上して（セミファーラー位から起座位），安楽な姿勢をとってもらう．

④頭から肩の下に処置用シーツを敷き，襟元にタオルをかける．顔の脇もしくは患者の手元にガーグルベースンを置く．

▶カテーテル挿入時の刺激によって嘔吐反射が誘発されやすいため．

⑤患者の〔鼻の先端から挿入側の耳朶までの長さ（A）〕と〔耳朶から剣状突起までの長さ（B）〕をおおよそ測り，挿入するカテーテルの長さを決め，マジックでカテーテルに印をつける．

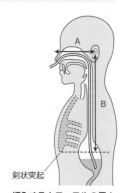

▶カテーテルの先端が胃に到達する必要がある．成人の場合，鼻腔の長さに咽頭12 cm，食道25 cmを加えた約45 cmが胃の噴門部までの長さの目安となる．

剣状突起

挿入するカテーテルの長さ

⑥手袋を装着し，カテーテルの先端から5 cm程度まで潤滑剤をつける．

⑦口を開けて静かに呼吸してもらいながら，鼻腔から咽頭部までゆっくりとカテーテルを挿入する．

⑧声をかけて嚥下を促し，タイミングを合わせながらカテーテルを咽頭部から食道へ通過させる．

⑨カテーテルの目盛りを確認しながら，マジックでつけた印までゆっ

くりと挿入する.

⑩カテーテルの位置が変わらないように把持(はじ)しながら, 末端に注射器を接続して, 胃液・胃内容物が吸引できることを確認する. さらに聴診器を心窩部に置き, 注射器で空気を約10 mL注入して空気音が聴取できることを確かめる.

> ▶何も吸引できなかったり, コポコポという空気音が聴取できない場合は, カテーテルが途中で折れ曲がっていたり, 誤って気管内に入っている可能性がある.

⑪さらに5 cm程度挿入する. 口を開けてもらってペンライトで照らし, 咽頭部でカテーテルが折れ曲がらずに通っていることを確認する.

⑫カテーテルは, 鼻腔挿入部と頬部にテープ固定する. 皮膚が引っ張られたり圧迫されたりしないために, カテーテルには適度なゆるみをもたせて, テープは断面がΩ(オメガ)字型になるようカテーテルに巻き付けてから皮膚に貼付する.

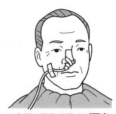

カテーテルのテープ固定

⑬カテーテル末端のキャップを閉じてガーゼでくるむ. カテーテルや周囲に付いた潤滑剤を拭き取る. 胃液・胃内容物の吸引を行った場合は, 最後に微温湯を注入してカテーテル内腔をきれいにする.

⑭挿入したカテーテルの太さ・長さを記録する.

【栄養剤・流動食の注入】

①注入する栄養剤・流動食を人肌程度(37℃前後)に湯煎(ゆせん)で温めておく.

> ▶胃・腸管の粘膜への刺激をやわらげるため.
> 冷たいものを大量に入れると下痢になりやすい. 熱すぎると循環動態の変調や熱傷の危険性がある.

②イリゲータと経管栄養セットを接続し, クレンメを閉じておく.

③イリゲータに栄養剤・流動食を入れ, チューブ内に満たす.

④患者のもとへ行き, 食事(栄養注入)の時間であることを知らせ, 体調(バイタルサイン, 嘔気, 腹痛, 空腹感など)と排泄希望の有無を確認する.

⑤頭部を30°以上挙上し, 手の届くところにガーグルベースンやティッシュペーパーを置く.

⑥注射器を用いて空気音の聴取, 胃液・胃内容物の吸引ができることを確認し, 咽頭部でのカテーテルの折れ曲がりがないことを観察する.

⑦イリゲータを胃部から約50 cm高くなるようにスタンドに吊るし, カテーテルとチューブをしっかりと接続する.

⑧クレンメをゆっくり開き, **注入速度が約100~200 mL/時間になるように調節する**.

> ▶注入が速すぎると下痢・嘔吐などを起こしやすい. 遅すぎると拘束時間が長くなる, 栄養剤に細菌が繁殖しやすいなどの問題が生じる.

⑨注入中, 注入スピードや患者の嘔気・腹痛がないか適宜確認する.

⑩注入が終わったら, 微温湯を30~50 mL流して(注射器で注入)から, 接続チューブをはずし, カテーテルのキャップを閉じて清潔

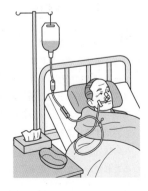

なガーゼでくるむ.

　　▶栄養剤がカテーテル内に残らないようにするため.

⑪注入終了後 30 分程度は, 頭部を挙上したまま安静に過ごしてもらう.

　　▶胃内容物の逆流, 消化不良などの防止のため.

⑫イリゲータと接続チューブなどの物品を十分に洗浄し乾燥させる.

■ 留意点

【カテーテルの挿入・留置】

・カテーテル挿入による粘膜の損傷を起こさない.

・毎日清潔ケアを行ってテープ固定の貼付位置を変える. カテーテル
　が視界の邪魔になったり, 手や周囲の物に引っかかったりしないよ
　うにする.

　　▶カテーテル留置による鼻腔周囲の潰瘍形成やテープ固定によるかぶ
　　れを予防するため.

・カテーテルは, 感染や閉塞の予防のため 1〜2 週間ごと (材質によ
　り異なる) に交換する.

【栄養剤・流動食の注入】

・経腸栄養剤と経静脈の薬剤・輸液を取り違えないよう, カテーテル
　チップ型の接続用品を用いる.

・注入中にカテーテルが折れ曲がったり, 引っぱられたりすると, 栄
　養剤の逆流や漏出により周囲
　を汚染する. また, カテーテ
　ルの抜け落ちにより誤嚥する
　おそれがあるため, 患者には

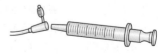

カテーテルチップ型注射器との接続部

カテーテルの扱い方（テープ固定の確認，安定した速度で注入できるカテーテルの向きの確保など）を理解してもらう.

・カテーテル留置中は胃内容物の逆流や誤嚥が生じやすいため，適宜吸引できるよう吸引器を準備しておく.

・粒子の大きい残渣が含まれる流動食の場合は，特にカテーテルの閉塞に注意する.

・経口での摂食行動がなくても，感染予防や消化液の分泌促進のために口腔ケアは継続する.

・注入中に状態が悪化した場合はいったん注入を中止する. 症状が緩和してきたら，ゆっくりと注入を再開する.

> ▶栄養剤に含まれている成分の組成や吸収スピードが通常の食品と異なるため，血糖値の変動や腹痛・下痢が生じることがある.

■ 観察ポイント

S：①食前（栄養剤注入前）の食欲・空腹感，食後の満腹感

②消化器症状（嘔気，腹部膨満感，腹痛）の有無と程度

③カテーテル留置に対する不快感・羞恥心

④食事に対する思い

O：①栄養摂取内容：摂取量，栄養バランス（エネルギー量，炭水化物・蛋白質・脂質，塩分など）

②水分摂取量

③腸の動き（腸蠕動音，腹部膨満）

④排便状況，便の性状（下痢，下血の有無と程度）

⑤カテーテル挿入部・固定部の皮膚・粘膜状態（潰瘍，かぶれなどの有無），鼻腔の開通状況

1. 排尿・排便の介助

■ 準　備

①尿器，便器　②便器（尿器）カバー　③トイレットペーパー（水に流せるティッシュペーパーでもよい）　④防水シーツ　⑤掛け物（バスタオルや綿毛布，タオルケットなど）　⑥おしぼり（排泄後に使用）　⑦ディスポーザブル手袋（未滅菌）　⑧ディスポーザブルエプロン　⑨速乾性手指消毒薬

洋式便器

ゴム製便器

男性用尿器

和式便器
（ステンレス製）

和式便器
（プラスチック製）

女性用尿器

■ 援助時のポイント・根拠

【便器を用いた排泄の介助】

①患者の腰の下に防水シーツを敷き，寝衣・下着を脱がせる.

②腰部を挙上できる患者には協力してもらい，便器を挿入する．腰部を挙上できない患者は，側臥位にして肛門の位置が便器の中央にく

44

るようにあててから，仰臥位
に戻す．

③男性の場合は尿器もあてる．

④女性の場合は，尿の飛散を防
ぐため恥骨から陰部にかけて
トイレットペーパーを縦長に
あて，上端を患者に押さえてもらう．

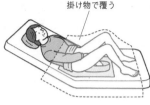

掛け物で覆う

▶トイレットペーパーが薄い場合，排尿時に便器に落ちてしまうため，やや厚めにし，下端は便器に触れない位置にする．

⑤上半身を便器が安定する範囲で挙上し，腹圧をかけやすくする．

▶挙上しすぎると便器がずれてしまうため注意する．

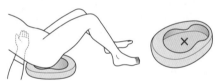

肛門の位置が便器の中央（×）にくるようにあてる

⑥患者一人で落ち着いて排泄できるようにトイレットペーパー，ナースコールを手元に配置して退室する．

⑦排泄後，患者が自力で拭くことができない場合は，看護師がトイレットペーパーで尿道口から肛門の方向に拭き取る．

⑧腰部を挙上できない患者の場合は，ベッドを水平に戻し側臥位にしてから便器をはずす．

⑨便器をはずす時は，殿部〜仙骨部にかけて尿が流れ込んでいないか確認し，広範囲に拭き取りながらはずす．

⑩はずした便器にはカバーを速やかにかける.

⑪防水シーツをはずし，手袋をはずしてから下着・寝衣を整える.

⑫おしぼりを患者に渡し，手を拭いてもらう.

⑬室内の換気を行う.

⑭ナースコールやベッド柵などを必要な位置に置き，ベッドハンドルがあれば突き出ないように収納する.

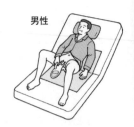

男性

【尿器を用いた排泄の介助】

①患者の腰の下に防水シーツを敷き，寝衣・下着を脱がせる.

②尿器をあてる.

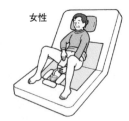

女性

・**男性**：陰茎を尿器に入れ，尿器を患者に保持してもらう. 保持できない場合は看護師が介助する. 可能な場合は側臥位で行う.

・**女性**：会陰部に受尿口の先端（とがった部分）を密着させる. 恥骨から陰部にかけてトイレットペーパーを縦長にあて，上端を患者に押さえてもらい，尿器をもう片方の手で保持してもらう. 保持できない場合は介助するか，砂囊(さのう)を用いて固定する.

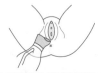

女性用尿器を会陰部に密着させる

▶女性の場合，会陰部に尿器が密着しにくく，尿が漏れる可能性が高いこと，尿器より便器のほうが患者の安心感も強いことから，腰部を挙上できなかったり側臥位がとれない場合以外は便器を使用することが多い.

■ 留意点

・患者の状態（体格・運動可能な範囲・好み）に合わせた尿器・便器を選択する．

・排泄の介助をする時は手袋を使用する．手袋をはずす時は，汚染部分を内側にして小さくまとめて捨てる．

> ▶感染・汚染予防のために，素手で患者の陰部や尿器・便器に触れないようにする．後片づけの時は，新しい手袋を装着する．

・便器は体温程度に温め，トイレットペーパーを敷く．

> ▶後片づけの際に，便器に便が付着し洗浄が困難になるのを防ぎ，そのまま容易に流すことができるため．

・実施後の換気を十分に行う．換気ができない場合やにおいが気になる場合は，消臭スプレーを使用する．患者の好みもあるため，無香料のものがよい．

■ 観察ポイント

S：①残便感の有無と程度
②残尿感の有無と程度
③排尿時痛の有無と程度
④肛門痛の有無と程度
⑤腹部膨満感の有無と程度
⑥腰部痛の有無と程度
⑦疲労感の有無と程度
⑧爽快感の有無と程度

O：①尿の量・性状（色・臭気・混入物の有無・血尿の有無）
②便の量・性状（色・硬さ・太さ・臭気・混入物の有無・肛門からの出血の有無）
③顔色

側臥位をとることができない患者の便器の挿入
（下肢の牽引療法中の場合）

■ 援助時のポイント・根拠

①仰臥位のまま患者の腰の下に防水シーツを敷き，寝衣を脱がせる.

②看護師は，患者の健側のベッドサイドに立つ.

③患者に健側の膝を高く立ててもらい，足底部をベッドに押し付けた反動で腰部を浮かせてもらう. 看護師はタイミングを合わせて腰部を下から支えながら便器を挿入する.

■ 留意点

・疼痛が強く腰部挙上が困難な場合は，看護師2名で介助する. いかなる状況でも牽引状態が効果的に保たれるように，看護師1名は下肢を支える.

■ 観察ポイント

S：①下肢の疼痛の有無と程度

②神経麻痺の有無（足趾のしびれ，知覚鈍麻，運動障害，灼熱感）

O：①牽引の方向が正しいか

②正しい重さで牽引されているか（重りが床についていないか，ロープが滑車からはずれていないか，掛け物がロープに触れていないか）

③良肢位が保持されているか（回旋中間位）

④皮膚の発赤の有無・程度（特に仙骨部）

運動制限のある患者の便器の挿入
（股関節手術後で屈曲・内転・内旋が制限されている場合）

■ 援助時のポイント・根拠

①患者を側臥位にする場合は，患側の外転位保持のため外転枕をはさんだ状態のまま体位変換をする.

> ▶人工股関節置換や人工骨頭置換の術後の患者は，内転・内旋位になると脱臼する可能性が高いため，外転枕を使用し外転位を保持する.

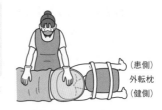

（患側）
外転枕
（健側）

②患側を下にした側臥位は禁止されるため，健側を下にする.

■ 留意点

・外転枕をはさんでいても下肢の外転位保持が困難な場合は，看護師2名で介助し，うち1名は患側の大腿部と下腿部の2カ所を支える.

■ 観察ポイント

S：①創部痛・下肢の疼痛の有無

②神経麻痺の有無（足趾のしびれ，知覚鈍麻，運動障害，灼熱感）

O：①外転枕の位置（ずれていないか）

②良肢位が保持されているか

③脚長差の有無

④皮膚の発赤の有無・程度（外転枕使用部・仙骨部）

温罨法により自然な排便・排ガスを促す
（腰部に熱布を用いる方法）

■ 準　備

①フェイスタオル（1〜2枚程度）　②ビニール布（防水シーツ）
③バスタオル　④ベースン　⑤温度計　⑥厚手のゴム手袋

■ 援助時のポイント・根拠

①安定した腹臥位もしくは側臥位とし，腰部を露出する．
②フェイスタオルを腰幅より少し小さめに扇子折りでたたむ．
　※フェイスタオルの厚さにより枚数を調整し，重ねて扇子折りにする．
③厚手のゴム手袋を装着し，70℃以上のお湯の入ったベースンに扇
　子折りにしたフェイスタオルを入れて固く絞る．
④絞ったタオルを広げ，43〜45℃を目安にタオルの表面温度を下げ
　る．最終的には前腕内側にあてて，熱すぎないか確認する．

　▶45℃以上になると貼用部位に皮膚変性を起こす可能性がある．

⑤フェイスタオルの中心が，第4〜5腰椎になる位置に貼用する．
⑥タオル表面の温度低下を最小限にするため，フェイスタオル，ビニー
　ル布，バスタオルの順に掛けて腰部全体を覆う．

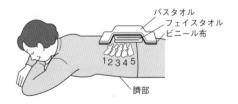

⑦温熱効果を高めるために，バスタオルの上から，看護師の手のひらで数秒間押さえ，フェイスタオルが患者の皮膚に密着するようにする．

⑧患者の温度感覚を確認しながら，タオルが冷めないように10分程度を目安に交換する．

❗one point 排便に適した姿勢

洋式トイレでの排泄では，前傾姿勢で足を肩幅程度に開き，足が床につく姿勢が解剖学的にもっとも排泄に適している．足底が床につかない場合は足台を用いるとよい．

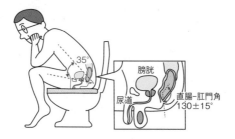

前かがみ座位・35度姿勢（文献1を参考に作図）
直腸と肛門の角度が鈍角になるので，まっすぐなパイプの上から下へ重力の法則に従って便を落とすことになる．足を床につき，かかとを浮かすことで，腹筋を使っていきむことができる．

2. 一時的導尿

■ 準　備

①導尿用カテーテル（12～15 Fr）　②トレイ　③手袋　④消毒用綿球　⑤ガーゼ　⑥鑷子　⑦水溶性潤滑油（①～⑦は滅菌されたもの）⑧防水シーツ　⑨膿盆（またはゴミ用ビニール袋）　⑩尿器　⑪掛け物（バスタオルや綿毛布など）　⑫ディスポーザブルエプロン

■ 援助時のポイント・根拠

①患者に説明し同意を得る.

②腰部の下に防水シーツを敷き，掛け物の下で下着を脱いでもらう.

③両膝を肩幅程度に開いて立て，下肢に掛け物をまきつける.

※男性の場合は足を伸ばした状態でよい.

④陰部のみが見えるように，他の部位は掛け物で覆う.

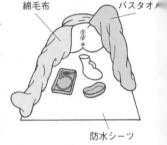

綿毛布　バスタオル

防水シーツ

⑤無菌操作でトレイを開け，その中に鑷子，導尿用カテーテル，消毒用綿球，ガーゼを入れ，水溶性潤滑油はガーゼの上にたらす.

⑥患者の足の間に必要物品を入れたトレイと膿盆，尿器を置く.

⑦手袋を無菌操作で装着する.

⑧鑷子を使い尿道口を消毒用綿球で消毒し，鑷子は膿盆に置く. 汚れがある場合は外尿道口とその周囲を清拭または洗浄する.

- **女性**：利き手と反対側の母指と示指で小陰唇を開き，尿道口から腟に向かって3回消毒する（1回ごとに綿球を替える）.

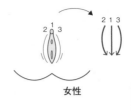

女性

- **男性**：利き手と反対側の手で陰茎を持ち，母指と示指で包皮をおろして亀頭部を露出させ，尿道口から外側に向かって円を描くように3回消毒する（1回ごとに綿球を替える）.

男性

⑨カテーテルを挿入する.

- **女性**：カテーテルは先端から4cmくらいのところを持ち，水溶性潤滑油をつけ，小陰唇を開いたままカテーテルを膀胱内に到達するよう尿道に5〜6cm（尿道より1〜2cm長く）挿入する.

  ▶女性の尿道は3〜4cmであるため.

- **男性**：陰茎を体幹に対して90°に保持し，尿道の走行に沿って少し引き上げるように持ち，水溶性潤滑油をつけたカテーテルを15cmほど挿入する. その後，陰茎を体幹に対して60°の角度にしてさらに5cm程度挿入し，最終的に膀胱内に到達するようカテーテルを18〜20cm（尿道より1〜2cm長く）挿入する.

  ▶男性の尿道は16〜18cmであるため.

⑩カテーテルの末端を尿器に入れる.

⑪尿の流出が確認されたらカテーテルを少し進め，抜けないように把持する. 女性の場合は，この時に小陰唇を開いていた手を離す.

⑫尿の流出がみられなくなったら，ゆっくりカテーテルを抜去する．

⑬寝衣や掛け物を整える．

⑭後片づけをする．

■ 留意点

・看護師が右利きであれば患者の右側，左利きであれば左側に立つ．

・陰部の汚れがある場合には陰部洗浄を行ってから導尿を行う．

・無菌操作を厳重に行う．

・女性の場合，尿の流出がみられない時は，腟にカテーテルが挿入されている可能性が高いため，いったん抜去し，新しいカテーテルに交換する．

・カテーテルの末端が尿に浸らないように尿器を配置する．

　▶逆行性感染のリスクを防ぐため．

■ 観察ポイント

S：①挿入時の疼痛の有無と程度

　　②残尿感の有無と程度

　　③腹部膨満感の有無と程度

O：①尿道口の発赤・腫脹・滲出液の有無と程度

　　②尿の性状（色・臭気・混入物の有無・血尿の有無）

　　③尿量

3. 持続的導尿

■ 準　備

①膀胱留置用導尿カテーテルセット〔留置用カテーテル・蓄尿バッグ・トレイ・綿球・消毒液・水溶性潤滑剤・滅菌蒸留水入りシリンジ・防水シーツ・ディスポーザブル手袋（滅菌）〕　②絆創膏　③掛け物（バスタオルや綿毛布など）　④ディスポーザブルエプロン

■ 援助時のポイント・根拠

※カテーテル挿入方法は「2．一時的導尿」の「援助時のポイント・根拠」⑨（p.53）に準ずる．

①膀胱留置用導尿カテーテルセットを無菌操作で開く．

②滅菌手袋を装着する．

③水溶性潤滑剤をトレイ内にたらす．

④蓄尿バッグの下にある採尿口をクランプ（閉鎖）する．

> ▶採尿口をクランプしていないと，カテーテル挿入後に尿が漏れてしまうため，必ず準備の段階で行う．

⑤カテーテルのバルーン用水注入口から滅菌蒸留水を注入し漏れがないか確認し，滅菌蒸留水を抜く（シリンジはつけたままにしておく）．

⑥潤滑油をつけたカテーテルを挿入し，尿の流出が確認できたら，さらに2〜3cmほどカテーテルを進めてからバルーン内に滅菌蒸留水を5〜10mL注入する．

> ▶尿の流出がない場合は，カテーテルか尿道内に留まっている可能性
> がある．その状態で滅菌蒸留水を注入すると，尿道でバルーンが
> 膨らみ，尿道を損傷する．

⑦カテーテルをゆっくりと引いて，抜去されないことを確認し，再び
1～2 cm 挿入する．

⑧カテーテルを絆創膏で固定する．

・**女性**：鼠径部に近い大腿部前面にゆとりをもたせて固定する．また
は下腹部に固定する．

> ▶下肢の動きによりカテーテルも動くことで膀胱頸部がバルーンで牽
> 引され，疼痛を生じるため．

・**男性**：陰茎を上向きにし，ゆとりをもたせて腸骨部に固定する．

> ▶男性は尿道が弯曲しており，下向きでは陰嚢角部の粘膜がカテーテ
> ルの圧迫を受けて炎症や潰瘍を生じることがあるため，上向きに
> 固定する．

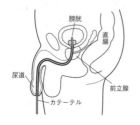

挿入後のカテーテルの位置（男性）

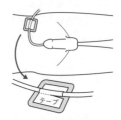

カテーテルの固定（男性）

■ 留意点

・バルーン内には滅菌蒸留水を注入する．**生理食塩水は使用してはならない．**

> ▶生理食塩水の場合，バルーン内で食塩の結晶を形成することにより，注入した生理食塩水が抜けなくなり，カテーテル抜去が困難になる．

・蓄尿バッグと排尿ルートは，膀胱より下の位置になるようにする．
　　a. 尿の流出を誘導する場合や患者が歩行可能の場合は注意する．

> ▶蓄尿バッグや排尿ルートが膀胱より上になると，尿が逆流し細菌が膀胱内に入り，逆行性感染を起こす可能性が高くなる．

　　b. 患者の移動などで蓄尿バッグや排尿ルートが膀胱より高くなる危険性がある場合は，尿流出ルートを一時クランプする．

> ▶固定用水ルートをクランプすると，カテーテル内の閉塞によって蒸留水が抜けなくなることがある．

・カテーテルと排尿ルートの屈曲やねじれが生じないように管理する．

・蓄尿バッグは床につかないようにする．

・蓄尿バッグ内の尿を廃棄する場合には，蓄尿バッグの排液口が廃棄容器の縁に触れないようにし，尿が飛散しないようにする．

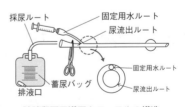

採尿ルート　　　　　固定用水ルート
　　　　　　　　　　尿流出ルート
蓄尿バッグ
排液口
固定用水ルート
尿流出ルート

膀胱留置用導尿カテーテルの構造

> ▶排液口から蓄尿バッグ内に逆行性に細菌が侵入するのを防ぐ．

■ 観察ポイント

S：①カテーテルによる違和感の有無

　　②疼痛の有無と程度

O：①尿量

　　②尿の性状（色・臭気・混入物の有無・血尿の有無）

　　③尿漏れの有無と程度

　　④カテーテル挿入部の発赤の有無と程度

　　⑤絆創膏によるかぶれの有無と程度

　　⑥カテーテルやルートの屈曲・捻転・圧迫の有無

　　⑦カテーテルと蓄尿バッグの接続部のゆるみはないか

　　⑧蓄尿バッグの位置

！one point　コンチネンスケア（continence care）

日常生活のなかで，排泄をコントロールできている状態のことをコンチネンス（continence）という．「コンチネンスケア」とは，はさまざまな要因で起きる失禁を予防し，気持ちの良い排泄を目指すケアであり，尿漏れや便失禁が起こる原因に着目し，具体的な解決方法を考えるものである．

疾患，認知機能の低下など，排泄障害の原因を見極めれば，適切なケア（骨盤底筋訓練や内服など）で現状よりも快適な排泄につなげることができる．排泄障害により失禁があれば，すぐにおむつを使用したり，留置カテーテルを挿入したりしがちであるが，それは医療者側の都合で行われていることが多い．

対象となる人々の尊厳を守る適切な排泄援助が望まれる．

こんな時どうする？

カテーテル挿入が困難な場合

■ 援助時のポイント・根拠

①陰部浮腫などがあり尿道口がわかりにくい場合は，ライトで照らし慎重に探す．女性の尿道口は，陰核の約1～1.5 cm下の窪み（くぼ）の部分である．

②尿道狭窄がありカテーテルが進まない，または疼痛を強く訴えカテーテル挿入が困難な場合は，泌尿器科の医師に相談する．

■ 留意点

・尿道口がわからない場合，むやみにカテーテルを挿入しない．

　▶むやみにカテーテルでつつくと，ますます粘膜が肥厚したり粘膜を傷つけたりすることになり，尿道口を探すことが困難になる．

・男性の場合，前立腺肥大や前立腺腫瘍があると尿道が圧迫され，カテーテル挿入が困難になることがある．

■ 観察ポイント

S：疼痛の有無と程度

O：出血の有無と程度

4. 浣腸（グリセリン）

■ 準 備

①ディスポーザブルのグリセリン浣腸液（50％：40〜150 mL，医師の指示量） ②ペアンまたはクレンメ ③潤滑油（ワセリンなど）
※カテーテルの先端にすでに潤滑油が塗布されているものもある
④ガーゼ ⑤膿盆（ビニール袋をかけておくとよい）またはゴミ用ビニール袋 ⑥防水シーツ ⑦トイレットペーパー ⑧便器（和式・洋式・ゴム製・ポータブルトイレ；患者の状態により選択する），尿器（男性の場合） ⑨掛け物（バスタオルや綿毛布，タオルケットなど） ⑩ディスポーザブル手袋（未滅菌） ⑪ディスポーザブルエプロン

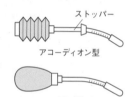

グリセリン浣腸の種類

■ 援助時のポイント・根拠

①患者に説明し同意を得る．

②浣腸液の量は，年齢・症状・体格・排泄させたい便の量に応じて調整するため，医師の指示に従う．また，患者の排泄状況に応じて投与量を調整する．

③浣腸液は，直腸温（37.5〜38℃）より高い 40〜41℃に温めておく．50℃のお湯で 3 分程度温めると 40〜41℃になる．

> ▶直腸温より低い場合は腸壁の毛細血管が収縮し，血圧上昇が起こり，高い場合は腸粘膜を損傷するおそれがある．

④患者の腰の下に防水シーツを敷き，寝衣・下着を脱がせて**左側臥位**にする.

> ▶左側臥位にすることで，浣腸液が直腸・S状結腸・下行結腸に流れ込みやすくなる.

⑤手袋を装着する.

⑥浣腸液のキャップをはずし,チューブの先端まで浣腸液を満たして**チューブ内の空気を排除する.**

> ▶空気を注入すると患者の腹部が緊満したり，便意をもよおすことがあり，浣腸液が注入できなくなる.

a：肛門管（2.5〜5cm）　c：S状結腸
b：直腸膨大部　　　　　d：下行結腸

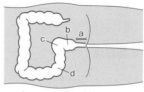

左側臥位時の腸の走行

⑦チューブ先端から 9〜10 cm のところをペアンまたはクレンメで留め，先端に潤滑油を塗る.

⑧患者に口で呼吸をしてもらい，チューブはそのまま入れるのではなく，回転させながらゆっくり 6 cm 程度挿入する.

> ▶口で呼吸をすることで頸部の筋肉が弛緩し，腹部や肛門括約筋の緊張がとれる.

⑨チューブを片手で押さえ，50 mL を 15 秒以上かけて注入する.

> ▶注入速度が速すぎると，機械的刺激により排便反射を誘発し，蠕動運動が起きる前に浣腸液のみが排出されてしまう.

⑩注入後，肛門部にティッシュペーパーなどをあて，ゆっくりチューブを抜去する.

⑪患者に，腹圧をかけずにできるだけ排便を我慢するように説明する．肛門括約筋がゆるんでいたり，便意を我慢できない患者の場合，

浣腸液が流出するおそれがあるため, 肛門部を看護師が押さえておく.

> ▶浣腸液が直腸から下行結腸に達し, 腸壁を刺激して蠕動運動が起こ
> るまでに最低3分かかるため, 3〜5分間排便を我慢する必要があ
> る. 実際は排便を3〜5分間待つことは難しく, 1〜3分間で排便
> することが多いが, 患者には可能な範囲で我慢してもらう.

⑫歩行できる患者はトイレまで誘導し, ベッド上で排泄する場合は便
器をあてる. 〔「1. 排尿・排便の介助」の「援助時のポイント・根
拠」(p. 44〜46) 参照〕.

■ 留意点

・グリセリン浣腸を行う前に患者の状態をアセスメントする.

> ▶グリセリン浣腸は, 便秘や手術前の処置として幅広く実施されてい
> るが, まれに直腸穿孔や溶血・急性腎不全を引き起こす. グリセ
> リン浣腸実施時の直腸粘膜損傷や痔核の存在がこの合併症のリス
> クとなっている. 実施後は, 肛門痛や肛門からの出血, 尿量の減少,
> 尿の色調の変化 (ワイン色の尿) に注意して観察を行う.

グリセリン浣腸の禁忌

a. 頭蓋内圧亢進症状がある, または予測される患者

b. 動脈瘤のある患者

c. 重篤な高血圧, 心疾患がある患者

d. 血圧変動が激しい患者

e. 腸管内出血, 腹腔内炎症, 腸管に穿孔のある患者, または穿孔が
   予測される患者

f. 下部消化管の手術後の患者

g. 全身衰弱の著しい患者

h. 嘔気・嘔吐または激しい腹痛など急性腹症が疑われる患者

・実施前に排尿をすませることで膀胱内が空になり，チューブの挿入が容易になる.

・外痔核があり肛門が見えにくい場合は，肛門部を伸展させるようにしながら肛門を探し，チューブを挿入する.

・便塊がありカテーテルの挿入が困難な場合，チューブをゆっくり回転させるようにしながら挿入する. それでもチューブ挿入が困難な場合には，先に摘便（p. 65〜68）を行う.

・患者を立位にした状態での浣腸は実施しない.

> ▶患者が立位姿勢の場合，看護師によるチューブ挿入の角度や長さの確認が不十分になったり，立位による緊張により直腸が収縮し，チューブが挿入しにくくなる. また，立位では直腸の形態が変化し，直腸横ひだにチューブの先端がぶつかりやすく，粘膜損傷や穿孔を起こす危険性がある.

※立位で行うグリセリン浣腸によって直腸穿孔の事例が報告されている.
　日本看護協会は，立位でのグリセリン浣腸は実施しないよう注意を喚起している（2006年3月）.

■ 観察ポイント

【実施中の観察ポイント】

S：①疼痛の有無と程度

　　②嘔気，嘔吐の有無と程度

　　③気分不良の有無

O：①チューブへの血液付着の有無と程度

【実施後の観察ポイント】

S：①残便感の有無と程度 　O：①反応便の量・性状
　　②腹部膨満感の有無と程度　　　②肛門部の出血の有無と程度
　　③腹痛の有無と程度　　　　　　③顔色
　　④肛門部痛の有無と程度　　　　④バイタルサイン
　　⑤疲労感の有無と程度
　　⑥嘔気・嘔吐の有無と程度

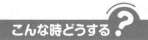

こんな時どうする？

側臥位をとることができない患者の場合

■ 援助時のポイント・根拠

①仰臥位で患者に可能なかぎり膝を立てて開脚してもらい，肛門部を
　慎重に探す．

②仰臥位における腸の走行に逆らわないようにカテーテルを挿入す
　る．

■ 留意点

・仰臥位では肛門部が見えにくいため，懐中電灯などを用いて照らす
　ことで肛門の位置の確認を確実に行う．

■ 観察ポイント

・「4. 浣腸（グリセリン）」の「観察ポイント」（p. 63〜64）に準ずる．

5. 摘便

■ 準 備

①潤滑油（ワセリン・グリセリン・オリーブ油など）　②ガーゼ
③便器（和式・洋式・ゴム製）または紙おむつ　④膿盆（ビニール袋
をかけておくとよい）　⑤防水シーツ　⑥ディスポーザブル手袋（未
滅菌）　⑦ディスポーザブルエプロン

■ 援助時のポイント・根拠

①患者に説明し同意を得る.

②患者の腰の下に防水シーツを敷き，寝衣・下着を脱がせて左側臥位
（左側臥位がとれない場合は仰臥位）をとってもらい，肛門部を露
出する. 他は掛け物で覆う.

> ▶立位や腰を浮かせての摘便は，直腸穿孔のリスクや大量排便による
> 血圧低下・ショック，前傾姿勢での不安定な体勢による転倒を起
> こす危険があるため禁忌である.

③看護師が右利きであれば患者の右側，左利きであれば患者の左側に
立つ.

④両手に手袋を装着し，利き手の示指に潤滑油を塗布し，ゆっくりと
肛門から挿入する. 挿入の長さは4cm以内とする. この際，患者
にはゆっくり口で呼吸をしてもらう.

> ▶頸部の筋肉が弛緩し，腹部や肛門括約筋の緊張がとれる.

・便塊を確認したら直腸壁から便をはがすように直腸壁に指を沿わ

65

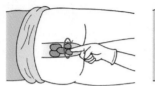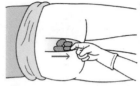

摘便の方法

せ，爪を立てずに指の腹でゆっくりかき出す．

> ▶指が届く範囲（肛門口から約4cm）まで便が降りてきていなけれ
> ば，浣腸など他の処置を考える．

⑥便を少しずつ肛門側へ移動させ，ゆっくりかき出す．かき出した時，
便は用意した便器または紙おむつ，ビニール袋に入れる．

⑦最初の便塊を取り出した後は，自然に便が出てくることがあるため，
便器をあてて様子をみる．

⑧最初の便塊を取り出しても便が出ない場合は，少し指を奥まで挿入
し腸壁に指を沿わせゆっくり回転させるように動かし，便を肛門側
へ移動させる．患者に腹圧をかけてもらい，看護師のもう一方の手
で下腹部を圧迫する．

⑨排便が終了したら，陰部を清潔にする．

⑩防水シーツをはずし，手袋をはずしてから下着，寝衣を整える．

⑪室内の換気を行う．

■ 留意点

・患者の状態をアセスメントする．

摘便の禁忌

a. 肛門周囲に炎症や傷があり，悪化のおそれがある患者

b. 肛門・直腸の手術後の患者

c. 泌尿器・生殖器の手術後の患者

d. 血圧の変動が著しい患者

e. 心筋梗塞またはその疑いがある患者

f. 骨盤領域の放射線治療中の患者

> ▶摘便は，患者の苦痛と羞恥心を伴う援助であるため安易に行わず，排泄に関連する他の援助（腹部や腰部の温罨法，腸の走行に沿った「の」の字マッサージなど）を試みてからの実施とし，患者の尊厳を傷つけないように十分配慮する．

・個室以外の場合には，他の患者にも配慮し，食事時間の直前や面会時間を避けて実施する．

・感染症のある患者の場合には，手袋を二重に装着する．

> ▶感染症がなくても，便をかき出す操作で手袋が破れやすくなるため，利き手は二重に装着するとよい．

・看護師は爪を短く切っておく．

> ▶爪が伸びていると直腸粘膜を傷つけるおそれがある．

・最初の便塊を取り出した後，排便までに便器の挿入が間に合わない場合もあるため，先に紙おむつを敷いておくとよい．

> ▶高齢の患者や脊髄損傷などで肛門括約筋が弛緩している患者は，排便を我慢することができない．

・室内の換気ができない場合や臭気が気になる場合は，消臭スプレーを使用する．患者の好みもあるため，無香料の消臭スプレーを使用したほうがよい．

■ 観察ポイント

S：①残便感の有無と程度

　②肛門部痛の有無と程度

　③腹部膨満感の有無と程度

　④疲労感の有無と程度

O：①腹部膨満の有無と程度

　②腸蠕動音の聴取

　③顔色

　④バイタルサイン

　⑤便の量・性状（色・形・臭気・混入物・血液の付着の有無）

　⑥室内の臭気の有無

1. 体位変換（ボディメカニクス）

■ 準 備

①安楽物品（ビーズクッション，枕，タオルなど）　②体圧分散寝具（エアマットなど）　③スライディングシート）

■ 援助時のポイント・根拠

【仰臥位から側臥位への体位変換の場合】

1. 水平移動させる

①ベッド柵をはずし，または倒し，枕は1つにするもしくははずす．

▶枕をしたまま水平移動したほうが患者の頭部が安定する．

②患者の上肢を胸部または腹部の上で組む．

▶患者の身体を小さくまとめると力の効率がよい．

▶看護師の腰痛予防のため，スライディングシートがある場合はシートを患者の身体の下に入れて動作すると効率がよい．

③側臥位になる側と反対側へ患者の身体を水平移動する．看護師は下肢を前後に開き，重心を前の足側から後ろの足側へ移動する．

▶下肢を開くことで，支持基底面積が広くなり，重心を低くすることで安定した動作となる．

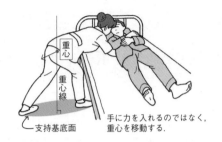

重心

重心線

支持基底面

手に力を入れるのではなく,
重心を移動する.

a. 看護師の手掌を上にして,片方の上肢を患者の手前の肩甲骨から後頸部,反対側の肩甲骨まで入れる.もう一方の上肢は腰部に入れて,上半身を手前に引く.

b. 肩甲骨に入れていた上肢を静かに引き抜き,腰部に入れていた上肢と入れ替え,もう一方の上肢は殿部を大きく支えながら反対側の大転子部まで入れて,殿部を手前に引く.

c. 次に,膝関節(膝窩部)と足関節の下に手を差し入れ,下肢を手前に引く.

2. 側臥位にする

④患者が側臥位になる側に立つ.

⑤患者の頭部を持ち上げ,枕は斜め下にずらし,顔を横に向ける.

⑥患者が側臥位になった時に,身体の下に上肢が入らないように,下側になる上肢は挙上する.

⑦看護師から遠い側の膝関節を屈曲させる(可能であれば足を組ませる).

⑧肘関節を下から,膝関節を上から支持し,手前に引くようにして患者の身体を回転させる.この時に看護師は下肢を前後に開き,重心を低くして移動する.

> ▶支持する部位は，肩関節と殿部（大転子部）でもよい．患者の膝関節を屈曲させて行うと力の効率がよい．

⑨患者の下側の肩関節と殿部を調整し，圧迫を解除する．下側の肩関節部に手（患者の頭部側）を差し込み，上側になっている肩関節に他方の手をあて調整する．殿部は，下側になっている腸骨部付近に手（患者の頭部側）を差し込み，上側になっている腸骨部付近に他方の手をあて調整する．

> ▶下側になっている肩関節，腸骨部の圧迫を除去することは，疼痛や苦痛の軽減，褥瘡予防にもつながる．

⑩安楽物品を用いて，できるかぎり良肢位となるよう体位を整える．

> ▶骨突出部に負荷がかからないようにベッドと身体の隙間をうめ，体圧分散する．

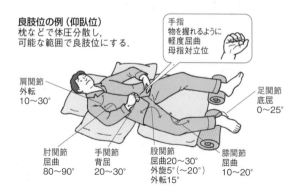

良肢位の例（仰臥位）
枕などで体圧分散し，
可能な範囲で良肢位にする．

手指
物を握るように
軽度屈曲
母指対立位

肩関節
外転
10～30°

足関節
底屈
0～25°

肘関節
屈曲
80～90°

手関節
背屈
20～30°

股関節
屈曲20～30°
外旋5°（～20°）
外転15°

膝関節
屈曲
10～20°

⑪体位変換終了後，衣服の乱れやしわを確認し，整える．

⑫掛け物をかけ，ナースコールを手の届く位置に置く.

⑬ベッドからの転落を防止するため，ベッド柵を上げる，または戻す.

■ 留意点

・動作前に，床頭台やオーバーテーブルを移動し，作業域を確保する.

・動作は安定した姿勢で（足幅を広くし，膝を曲げて患者との距離を近くして）行い，腰を深く曲げた姿勢で動作をしない.

・患者と看護師の重心を近づける.

・患者の身体の下に入れる上肢は反対側まで深く挿入する.

・水平移動時は，ベッドフレームに膝を付け，作用反作用の法則を活用する.

・側臥位になった時に，患者の身体が中央にくることを予測して水平移動する.

・患者の背部から押す動作は，患者の身体に摩擦を与える（引く動作のほうが力の効率がよい）ことや患者に不安を与えるため避けたほうがよい.

・片麻痺がある場合は，原則として麻痺側を下にしない.

■ 観察ポイント

S：①体勢は苦しくないか

②痛みやしびれ，不快感の有無と程度

O：①脊柱の生理的弯曲が保たれているか

②ベッドの中心に身体があるか，身体は曲がっていないか

③圧迫されている部位の有無や程度

④皮膚の発赤や浮腫の有無と程度

⑤意識状態

2. 移動介助—① 車椅子

■ 準　備

①車椅子　②掛け物やカーディガンなど上に着る物（必要時）

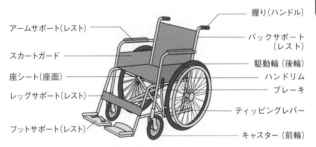

アームサポート(レスト)
スカートガード
座シート(座面)
レッグサポート(レスト)
フットサポート(レスト)

握り(ハンドル)
バックサポート(レスト)
駆動輪(後輪)
ハンドリム
ブレーキ
ティッピングレバー
キャスター(前輪)

車椅子の名称(JISによる)

■ 援助時のポイント・根拠

1. 仰臥位から長座位にする

①車椅子はベッドに対し，30〜45°くらいの角度で配置し，ブレーキをかける.

> ▶患者の手が届きやすく，回転動作をするスペースを確保できる.

②患者が端座位になる側に立つ.

③看護師側の患者の肘関節と手関節を下から支え，肩関節を約45°外転させる.

73

④看護師の上肢（患者の頭部側）を患者の手前の肩甲骨部から挿入し，反対側の肩甲骨部まで入れる．

⑤他方の上肢（患者の下肢側）の手掌を，患者の肘関節の下，前腕部を上から固定するように置く．この時，患者の手掌は下向きにしておく．

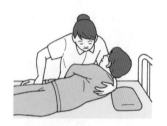

⑥固定した患者の肘関節を支点にしながら，ゆっくり上体を起こす．この時，看護師の身体は患者の足側を向き，下肢は前後に開く．

　▶急激に上体を起こすと，起立性低血圧を起こす可能性がある．

2．長座位から端座位にする

⑦看護師の上肢（患者の頭部側）で背部，他方の上肢（患者の下肢側）で膝窩部を支持する．

⑧殿部を軸にして患者の身体がⅤの字になるようにして回転させる．

⑨下肢はベッドの端からおろし，ベッドの端に手掌を置いて身体を支えてもらう．

⑩患者自身に履き物を履いてもらう（できない場合は介助する）．

3. 端座位から立位にする

⑪患者の両上肢を看護師の肩にまわ
し，患者の背部（肩甲骨下部また
は腰部）を両上肢で支える．

⑫患者が前傾姿勢になるように，重
心を移動しながら立ち上がる．

> ▶やや前傾にすることで，患者
> の支持基底面に重心線がくる
> ため立ち上がりやすくなる．

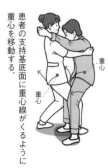

患者の支持基底面に重心線がくるように重心を移動する

重心

重心

4. 立位から車椅子に座る

⑬車椅子から遠い側の看護師の下肢を患者の足の間に位置させて軸と
し，車椅子まで誘導する．

⑭車椅子のシートにゆっくり患者をおろす．

> ▶患者に協力してもらえる場合は，座る前に上肢をアームサポート
> にのせてもらう．

⑮患者の両上肢を組み，腋窩から上肢を差し入れ，斜め上方に引き上
げるように力を入れ，車椅子に深く腰掛けてもらい姿勢を整える．

> ▶座りが浅いと，移送時に転落す
> る危険性がある．

⑯片手で患者の足関節を支持し，下肢
を持ち上げ，もう一方の手でフット
サポートをおろし，足部をのせる．

⑰髪型を整える．保温に注意し，患者
の状況に応じて掛け物をかける．

⑱ブレーキを解除し，ハンドルを持ち
ゆっくりと移送する．

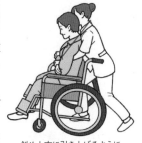

斜め上方に引き上げるように
力を入れる

75

●エレベータの乗り降りをする場合

①階数がわかり，降りやすいように後ろ向きで乗せる．

②乗降前に開延長を押す（はさみこみ防止のため）．

●坂道（下り坂）を下る場合

・坂を下る時は，背面を進行方向に向ける．ゆるやかな斜面では，進
　行方向を向いたまま大きく蛇行しながら下る方法もある．

> ▶進行方向を向いて下ると，重心が前方に集まるため車椅子から転
> 　落する危険性が高い．

●小さい段差や溝を越える場合

・ティッピングレバーを踏み込
　み，ハンドルを手前に少し引く
　ようにし，前輪を持ち上げて越
　える．後輪はハンドルを持ち上
　げて段差を越える．

> ▶患者への振動を最小限にす
> 　るため．

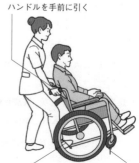

ハンドルを手前に引く

ティッピングレバーを
矢印の方向へ踏み込む

段の高さに合わせて
前輪を上げる

前輪（キャスター）の持ち上げ方

●段を上り下りする場合

①段を上る場合：ティッピングレバーを踏み込みハンドルを手前に倒
　すようにし，前輪が段に乗るところまで持ち上げ，前輪を乗せる．
　ハンドルを持ち上げ，後輪を段の上に乗せる．

②段を下りる場合：上る時と反対の動作を行う.

    a. 車椅子を段差に対して後ろ向きにし，ハンドルを持ち上げて後輪を段からおろし，少し手前に引く.この時に，患者の足趾（足の指）が段にあたり障害されることがないよう注意する.

    b. 連続した動作で，ハンドルは手前に引いたまま，前輪が段差の手前まできたらティッピングレバーを踏み込みながらハンドルを手前に引き前輪をおろす.

■ 留意点

・車椅子は使用前にタイヤの空気やブレーキなどに不具合がないかを点検する.

・患者を車椅子へ移乗する際は，必ずブレーキをかけ，フットサポートはあげておく.

・移乗の動作時，ベッドを患者の足底がつく高さに調整しておく.

・仰臥位から長座位にする際に，患者が遠い場合はあらかじめ手前に水平移動しておく.

・車椅子移送はゆっくりとしたスピードで行う.

■ 観察ポイント

S：①気分不快，眩暈（げんうん）の有無と程度

    ②疲労の有無と程度

O：①バイタルサイン

    ②関節拘縮・変形，片麻痺などの有無（機能障害の有無）

    ③関節機能低下の有無と程度

    ④点滴ラインなどのチューブ類の有無

    ⑤意識状態

3. 移動介助—② ストレッチャー

■ 準 備

①ストレッチャー　②スライディングシート（ボード）
③酸素ボンベ（必要時）

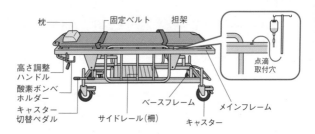

■ 援助時のポイント・根拠

1. ベッドからストレッチャーへの移乗—4人以上で行う場合

①ストレッチャーとベッドが同じ高さになるよう調整する.

> ▶患者の移動距離が短くなり, 力の効率がよい.

②患者の身体の下にシーツまたはバスタオルを敷いておく.

> ▶スライディングシート（ボード）がある場合は, 患者の身体の下にシート（ボード）を入れて移乗すると効率がよい.

③患者の上肢は胸部または腹部の上にのせる.

④シーツ（バスタオル）を順手で持つ.

▶殿部付近は，患者の重さが集中している．順手で持つと手が開きにくく力がかけやすい．

⑤ベッドの端に患者を水平移動する．ストレッチャーと反対側の看護師（★）は，ストレッチャーをベッドにつけるまで患者の身体の下に敷いたシーツの遠い側を持ち，患者を支える．

▶ベッドからの転落を防止するため．

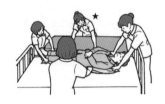

⑥ストレッチャーをベッドと平行に置き，ストッパーをかける．
⑦タイミングを合わせて持ち上げる．

▶シーツ（バスタオル）は患者になるべく近づけて持つ．引っ張り合うようなイメージで持ち上げると力の効率がよい．

⑧患者の身体をストレッチャーへおろす時は，殿部を先にし頭部は後にする．

▶頭部が殿部や下肢より低くなると，気分不快が生じやすくなるため．

⑨ストレッチャーの柵を上げ，掛け物をかける．

2. 移送

①ストッパーをはずし，看護師2人で移送する．
②患者の頭側の看護師は，患者の状態に変化がないかを観察しながら移送する．

③平坦なところでは，足元を先行させる．

④上り坂の場合は，頭部を先行させる．

> ▶頭部が下になると身体の血液が頭部側に流れてくることにより，気
> 分不快などを生じるため．

⑤向きを変える場合は，原則として頭側を固定して足側を動かす．

> ▶頭部が大きく揺れることにより，気分不快などを引き起こす可能性
> があるため．

⑥段差がある場合は，キャスターを持ち上げながら越える．

> ▶振動が大きいと気分不快などを引き起こす可能性があるため．

■ 留意点

・使用前にストレッチャーの車輪や柵に不具合がないか点検する．

・患者の体格に合わせて，看護師の人数を調整して移乗する．

・移乗は複数の看護師で行うため，タイミングを合わせる．

・移送時，振動を最小限にするよう配慮する．

　※酸素吸入患者，点滴ラインや膀胱留置カテーテルのある場合につ
　　いては「こんな時どうする？」（p. 84〜85）を参照．

■ 観察ポイント

S：①気分不快，眩暈の有無と程度

O：①バイタルサイン（特に血圧）

　　②片麻痺などの有無（機能障害の有無）

　　③酸素，点滴ラインなどのチューブ類の有無

　　④意識状態

4. 移動介助─③ 歩行介助

【筋力低下がみられる高齢者などの歩行介助】

■ 準 備

①患者の状態に合った補助用具（杖や歩行器など）を準備し，補助用具に不具合がないか点検しておく.

②片麻痺がある患者の場合は，麻痺の状態に合わせて下肢につける装具，上肢につける三角巾や装具を準備する.

③腰痛がある患者の場合は，歩行前にコルセットを装着しておく.

④通路の環境整備をしておく.

> ▶通路に滑りやすいものや障害物があると転倒の危険性が高くなるため，可能なかぎりあらかじめ除去する.

⑤履物は，かかとを支え，歩行中脱げないものを準備する.

> ▶スリッパのようにかかとの支えがない履物は滑りやすく安定しない. また，ゆるい履物は歩行中脱げやすく，転倒の危険性が高い.

■ 援助時のポイント・根拠

①立ち上がりまでは，「2. 移動介助─① 車椅子」内「援助時のポイント・根拠」①〜⑫（p.73〜75）を参照.

②介助者は患者の側方またはやや後方に立つ.

> ▶介助者は常に，患者がバランスを崩した時にすぐに支えることができる位置に立ち，患者の転倒を防止する. 患者の近くに立つことにより，患者の疲労度などの変化も観察しやすくなる.

●**一本杖を使用している患者の歩行介助**

①患者が杖を持つ手の反対側に介助者が立つ．支えが必要な時は腋窩を支える．

②**歩行時**：杖と患側の足を同時に前へ出す→健側の足を前に出す，という順序で歩く．

③**階段を上る場合**：杖→健側下肢→患側下肢の順番で上る．階段を下る場合は，杖→患側下肢→健側下肢の順で降りる．

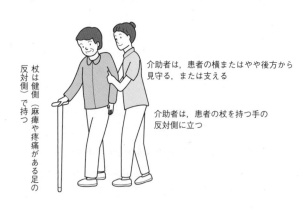

杖は健側（麻痺や疼痛がある足の反対側）で持つ

介助者は，患者の横またはやや後方から見守る，または支える

介助者は，患者の杖を持つ手の反対側に立つ

■ **留意点** ───────────

・周囲に危険なものがないかを常に観察し，危険を回避するように行動する．

・筋力が低下している患者は疲労しやすく，歩行している途中で足の上りが悪くなることがあるため，患者に変化がないかを常に観察する．

・患者が右利きの場合，介助者は左側に立ち，患者が左利きの場合は，介助者は右側に立つ．片麻痺があり，麻痺側に立ち支えが必要な場合は腋窩を支える．

・患者を前から支える場合は，両手を持ち一緒に歩行する．介助者は，後ろ向きで歩くことになるため，進行方向に危険がないかを確認しながらゆっくり歩行する．

■ 観察ポイント

S：①眩暈・気分不快の有無と程度

　　②痛みやしびれの有無と程度

O：①バイタルサイン（特に血圧の変動）

　　②麻痺や拘縮の有無，程度

　　③関節の機能障害の有無

　　④意識状態

　　⑤ふらつきの有無

　　⑥歩行スピード，足の上げ方

各種チューブ・ライン*を挿入中の場合

*：ドレーン，チューブ，点滴ライン，酸素吸入，輸液ポンプなど

■ 援助時のポイント・根拠

①動作前にチューブ類の長さ，配置などを確認する.

②体位変換中も，チューブ類が身体の下になっていたり，絡まったりしていないかを確認する.

　▶チューブ類が引っ張られてはずれる危険性があるため.

③動作終了後，チューブ類の長さや配置を整える. 点滴の滴下数，酸素吸入中の場合は流量が指示通りになっているかを確認する.

■ 留意点

・酸素吸入中の患者を移乗・移送する場合，酸素ボンベの残気量が十分足りるものを準備する.

・ドレーン類を挿入中の患者の場合，移乗・移送動作中に排液バッグを倒さないように，また，胸部より高くしないように注意する.

・膀胱留置カテーテル挿入中の場合，排液バッグを膀胱より高くしないように注意する.

　▶尿が逆流することにより，感染する危険性があるため.

・点滴中の場合，移送時に付属しているスタンドがあれば，そこに点滴を下げる. 輸液ポンプのバッテリーを事前に確認しておく.

・患者自身がベッドの乗り降りをする場合，チューブ類を可能なかぎり乗り降りする側に集める.

■ 観察ポイント

S：①チューブ類の挿入に伴う不安の有無と程度

　　②苦痛や不快感の有無と程度

O：①チューブ類の閉塞の有無

　　②チューブ類の絡まりや接続部のはずれの有無

　　③（点滴中の場合）点滴の滴下状態

片麻痺がある患者の車椅子移乗

■ 援助時のポイント・根拠

①車椅子への移乗時は，車椅子を健側の頭側に 30〜45°の角度で配置する.

> ▶端座位から車椅子へ座るまでの動作時,健側の下肢を軸にするとベッドから車椅子へ回転しやすくなり，アームサポートに健側上肢を置きやすくなる.

②仰臥位から端座位までの動作をする際，看護師は患者の健側に立って介助する.

③仰臥位から端座位までは，「2. 移動介助―① 車椅子」の「援助時のポイント・根拠」の③〜⑩（p. 73〜74）に準ずる.

④患者の健側上肢は看護師の肩にまわしてもらう. 看護師の両上肢を患者の腋窩から肩甲骨下部または腰部にまわして支える.

⑤患者の麻痺側の下肢の膝に看護師の膝を合わせるようにする.

> ▶麻痺側の膝関節は支持性が弱いため，屈曲しないようにする.

⑥健側の下肢を軸に，患者がやや前傾姿勢をとるように重心移動しな
がら患者を立位にする．

⑦車椅子の位置に合わせ，健側の下肢を軸に回転する．

⑧殿部を車椅子のシートに乗せる．

⑨移乗後の援助のポイントは p. 75 の⑮〜⑱に準ずる．

■ 留意点

・移送時，麻痺側の上肢が安定しない場合は，三角巾で固定する．

・車椅子に座った際，身体が麻痺側に傾く場合は，クッションなどを
利用し姿勢を整える．

■ 観察ポイント

S：①気分不快，眩暈の有無と程度

　　②疼痛の有無と程度

　　③疲労の有無と程度

O：①麻痺の有無と程度

　　②関節拘縮や筋力低下の有無と程度

膝関節が屈曲できない患者の車椅子移乗

(1) 看護師2人で移乗動作を行う場合

■ 援助時のポイント・根拠

①患者をベッドの端に水平移動しておく.

> ▶ベッドから車椅子までの距離を短くしておいたほうが動作時の負担が少ない.

②車椅子をベッドと平行に配置し,ブレーキをかける(フットサポートは上げておく).

③患者の上肢を組む.一人の看護師は,患者の頭側から両腋窩に上肢を入れ,組んだ上肢の上から手をあてて支える.もう一人の看護師は,下肢(膝関節から下腿にかけて)を支える.

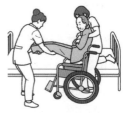

④2人のタイミングを合わせて患者の身体を持ち上げ,車椅子まで移動し殿部をシートへおろす.

■ 留意点

・2人のタイミングを合わせて移乗する.

・車椅子のアームサポートがはずせるかウイング式の場合は,ベッド側のアームサポートをはずして行うと効率がよい.

(2) 患者が自力で移乗する場合

■ 援助時のポイント・根拠

①看護師がベッドに対し車椅子を 90° の角度に配置し，ブレーキを
かける．

②車椅子に対し後ろ向きになるよ
うにベッド上で患者の向きを変
える．

③アームサポートに両手をかける
ようにし，殿部を移動しシート
に座ってもらう〔スライディン
グボード（シート）などを用い
るとスムーズに移動できる〕．

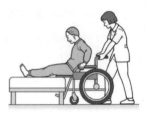

■ 留意点

・ベッドと車椅子の高さをそろえる．

・車椅子とベッドの間に隙間ができないようにする（レッグサポート
をはずす，もしくはウイング式のものなどを用いる）．

■ 観察ポイント

S：①疼痛の有無と程度

②気分不快，眩暈の有無と程度

O：①膝関節の拘縮状態（両側か片側か）

②膝関節以外の関節拘縮，変形の有無と程度

③上肢の筋力の程度

④意識状態

1. リラクセーション
（腹式呼吸法：椅座位で行う場合）

■ 準　備

①環境調整を行う.

  a. 雑音がない静かな部屋を用意する.

  b. 室内の埃を除去し, 十分に換気を行う.

  c. 心地よい室温に調整する.

②座り心地のよい背もたれつきの椅子を準備する.

③身体を締め付けるベルト・腕時計などをはずす.

■ 援助時のポイント・根拠

①患者に呼吸法の効果について説明する.

> ▶深呼吸で肺胞の表面積が広がることによって, ガス交換の効率が高まる. また, 副交感神経が活発になることで, リラックス状態を生み出すことができる.

②腹式呼吸の方法を説明する.

  a. 呼吸は前胸部や肩ではなく, できるだけ
    腹部（横隔膜）を用いて行う.

  b. 周囲の音などを気にせず, 呼吸に焦点を
    おくことを意識する.

③椅子は浅めに腰掛けてもらう. 手は力を抜い
た状態で大腿部に置くか, 腹部に意識が向く

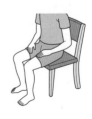

よう両手を腹部にあててもよい．目は軽く閉じる．

④落ち着いてゆっくりとした腹式呼吸を行ってもらい，呼吸のリズムに合わせて呼気・吸気の長さをカウントする．

   a.「新鮮な空気が鼻から入って，それが全身に広がっていく様子をイメージしてください」などと伝え，肺が大きく膨らんでガス交換をしている身体の状態に意識の焦点をあてるように促す．

   b. 胸部ではなく腹部に息が入るように，鼻腔からゆっくり4秒ぐらいかけて息を吸う．

   c. 吸気と呼気の後に短いポーズ（1秒程度の停止）を入れる．

   d. 呼気時は，口を「フー」と小さくして8秒程度かけてゆっくりと長く空気を吐き出す．この際，下腹部を窪ませるようにし，身体の力をゆるめていく．

⑤1分間・1セットの呼吸法を7〜10回程度行う．カウント終了後，2〜3秒おいてから，そのまま静かに呼吸を続けるように伝える．

> ▶看護師が適切な指示をしないと，患者は次に何をすればよいかわからず，戸惑いを抱きやすい．

⑥1分ほど時間をおいて，開眼を促す．

⑦終了後にはリラックスするために1分前後時間をとり，呼吸法の感想を尋ねる．

■ 留意点

・食事直後には行わない．

> ▶リラクセーション法の実施により四肢末梢の筋肉が弛緩し，皮膚表面の血流が高まることで，消化が滞り気分不快を招く可能性がある．

- 看護師もリラックスした状態で行う（落ち着いた声のトーン・スピードで話す）.
- はじめて腹式呼吸法を行う場合や，緊張や不安が強い患者には，臥床した状態で実施するとよい.

> ▶臥床した状態は，過度に腹部のみを意識することなく腹式呼吸を行うことができるため，呼吸法の導入がしやすい.

❗one point　臥床して実施する方法

①両膝を軽く曲げて，利き手を脇腹から腹部にかけて，もう片方の手を右胸部中央に軽く置く.
②呼吸によって腹部や胸部がどのような動きになるのか，置いた手の感覚を意識するよう説明する.

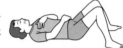

■ 観察ポイント

S：①緊張や不安に関する訴え

　　②リラックスできているか

　　③気分や体調の変化

　　④疲労感の有無と程度

O：①呼吸の状態

　　　実施中；腹式呼吸が正しくできているか

　　　実施後；落ち着いた平常の呼吸ができているか

　　②表情

　　　実施中；苦痛様ではないか

　　　実施後；穏やかな表情か

- **漸進的筋弛緩法**

意識的に筋肉を緊張させ，その後呼吸とともに緊張を弛緩させていくことで
リラクセーション効果を得る方法．

①筋肉を 5 秒程度緊張させてから，深呼吸とともに緊張を弛緩させていくプロ
セスを身体の各部位に対して行う．

②以下の順で筋肉の緊張・弛緩を行う：手掌→腕→下肢（下腿・大腿）→殿部
（肛門部）→腰部→腹部→胸部→肩→頸部→顔（前額部・目のまわり・口の
まわり）．

③患者には，筋肉の緊張時には 60〜70％の力を入れるように，また，筋肉の
緊張時と弛緩時の感覚の違いを感じ取るように説明する．

- **自律訓練法**

決められた言語公式を頭の中で繰り返すことで，自己暗示と受動的注意集中
を高め，心身を緊張状態から弛緩状態へ誘導し，リラクセーション効果を得
る方法．言語公式には，自律訓練法の全段階の基本となる背景公式と，6 つ
の標準公式がある．心臓や肺，脳に疾患がある場合にはその部位の標準公式
の練習は行わない．

①座位または仰臥位で，全身の力を抜いて楽な姿勢をとり，目を閉じる．

②数回，深呼吸をする．

③背景公式「気持ちが落ち着いている」を，声を出さず頭の中で 5〜6 回繰り
返す．

④以下の 6 つの標準公式を，順に声を出さずに頭の中で 5〜6 回繰り返す．
1 つの公式の練習が終わったら次の公式に進む．

第 1 公式「両腕・両足が重たい」

第 2 公式「両腕・両足が温かい」

第 3 公式「心臓が規則正しく打っている」

第 4 公式「呼吸が落ち着いている」

第 5 公式「おなかが温かい」

第 6 公式「額が涼しくて気持ちいい」

⑤終了後は，手の開閉や上肢の挙上運動など，軽いストレッチを行う．

＊第 1・2 公式は，利き腕から始め，反対側の腕，両足（片側ずつ）に進むと
よい．

2. アロマセラピー

■ 準 備

・芳香浴・吸入法：①精油　②ティッシュペーパーもしくはコットン
　③湯を入れたコップ

・湿布法：①精油　②タオル　③湯または水を入れたベースン

・入浴法：①精油　②基材（バスオイル，無水エタノールなど）
　③全身浴の場合は，バスタブにややぬるめの湯（38℃前後）を張る.
　　手浴・足浴の場合は，ベースンまたはバケツにやや熱めの湯（40
　　～42℃）を張る.

※精油は患者の好む香りを優先したうえで，患者の症状や苦痛に応じ
　た薬理作用を考慮したものを選択する（表）.

> ▶精油の作用機序は大脳辺縁系統に関連している. 患者が"よい香り"
> と感じる精油を優先することで，リラックス効果が高まる.

表 代表的な精油とその作用

精油	主な作用
ラベンダー	鎮静，鎮痛，抗菌，降圧，抗うつ など
オレンジ・スイート	消化促進，精神安定，空気中殺菌，強壮 など
ベルガモット	抗菌，鎮静，抗うつ，高揚，抗炎症 など
グレープフルーツ	浮腫緩和，抗うつ，抗菌，消化促進，利尿 など
ローズマリー	血液循環促進，強壮，強心，血圧上昇，健胃 など

■ 援助時のポイント・根拠

・芳香浴・吸入法

a. ティッシュペーパーやコットンなどに直接精油を2,3滴垂らし，皿などに置いて香りを漂わせる．ティッシュペーパーやコットンなどを鼻に近づけて香りを深く吸い込むと，より多くの芳香成分を体内に取り入れることができる．

b. 湯を入れたコップに精油を入れると，より揮発しやすく，香りが強くなる．

・湿布法

a. ベースンの湯や水に，精油を数滴入れよく混ぜる．

b. タオルを濡らして絞り，罨法に準じて疲れや痛みを感じる部位に湿布する．

・入浴法

a. 基材（バスオイル，無水エタノールなど）約5 mL に精油を数滴加える．

▶精油の原液が直接肌に触れないように，基材に精油を溶かして用いる．

b. 全身浴では，ぬるめの湯（38℃前後）を張ったバスタブに基材に溶かした精油を入れ，30〜40 分程度ゆっくりと入浴する．

▶ぬるめの湯温は，副交感神経が優位になるため，リラックスしやすい．

c. 手浴・足浴では，やや熱めの湯（40〜42℃）の湯を張ったベースンやバケツに基材に溶かした精油を入れ，15〜20 分程度温浴する．

d. 精油のオイル成分により，床が滑りやすくなることがあるため，転倒に留意する．

■ 留意点

・精油の副作用により接触皮膚炎を生じる可能性があるため，原液が直接肌に触れないようにする.

・精油を肌に塗布する場合は，植物油やワセリンなどで希釈して使用する. また，事前にパッチテストを行い，皮膚に異常がみられないかどうか確認する.

・精油の成分は変質しやすいため，密栓し冷暗所で保管する.

■ 観察ポイント

S：①リラックスできたか
　　②疼痛，苦痛の変化
　　③疲労感の有無と程度
O：①皮膚の状態（掻痒感，発赤，水疱，腫脹など）
　　②表情

1. 寝衣交換
（前開きのパジャマの場合）

■ **準 備**

①交換する清潔な寝衣　②洗濯袋（ビニール袋でも可）　③ディスポーザブル手袋　④マスク　⑤ディスポーザブルエプロン（必要時）
⑥掛け物（綿毛布やタオルケット，バスタオルなど）

■ **援助時のポイント・根拠**

【上衣】

①新しい上衣のボタンをはずし患者の体側に準備しておき，汚れた上衣のボタンをはずす．

②患者の身体を掛け物で覆い，掛け物の下で看護師側の襟元を肩のほうへ引き上げるようにゆるめる．また，反対側の襟も少し上へ引き上げるようにゆるめておく．

　▶肩関節が自由に動かせるようになると，袖が抜きやすくなる．

③肩から脱がせ，袖口をたぐり寄せて肘関節を下から支持して，肘関節を曲げながら袖を抜く．

④脱がせた前身頃を内側に丸め，できる限り体側に近づけておく（清拭をする場合は広げておく）．

　▶落屑が散らないようにする（リネン類の汚染防止）．

⑤清潔な上衣の袖をたぐり寄せ，脱がせた側の患者の手関節と前腕を下から支え，患者の上腕に袖を通す．

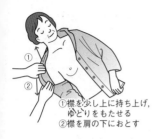

①襟を少し上に持ち上げ、
　ゆとりをもたせる
②襟を肩の下におとす

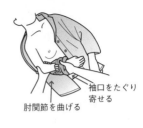

肘関節を曲げる　袖口をたぐり
　　　　　　　　寄せる

⑥襟の位置を確認しながら前身頃を着せる.

⑦ベッドの反対側にまわり，肩と大転子部を（または肘関節を逆手，膝関節を順手で）支え，看護師側に側臥位にする.

⑧汚れた上衣を内側に丸めながら背部の下に深く入れる．同時に清潔な上衣を半分着せ，残りは丸めて（または扇子折り）汚れた上衣と重ならないように背部に置く.

▶清潔な寝衣を汚染しない.

⑨肩と大転子部を支え，静かに仰臥位にする.

⑩手前側の肩や体側を下から支持して軽く持ち上げるようにしながら汚れた上衣→清潔な上衣の順に引き出す．汚れた上衣は内側に丸めながら引き出し，洗濯袋（またはビニール袋）に入れる.

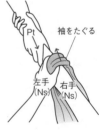

Pt　袖をたぐる

左手　右手
(Ns)　(Ns)

⑪手前側の清潔な上衣の袖をたぐって，もう一方の看護師の手を袖口に入れて，患者の手関節を支持して袖を通す.

⑫前身頃を着せ，ボタンをはめる.

⑬しわをのばす.

【下衣（ズボン）】

①片側の膝をもう一方の膝に組ませ，殿部を片手で下から支えて軽く

傾け、ズボンを大腿部までおろす。
反対側も同様に行う。

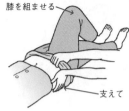

膝を組ませる

支えて

②患者の踵部を下から支えてズボンを脱がす。

③汚れたズボンを小さくまとめて洗濯袋に入れる。

④新しいズボンをたぐっていき、患者の踵部を下から支えて大腿部まではかせる（両側）。

▶大腿部まではかせると膝を組ませることができる。

⑤片側の膝をもう一方に組ませ、殿部を片手で下から支えて軽く傾け、ズボンを大腿部から腰部まではかせる。反対側も同様に行う。

⑥上衣とズボンのしわを伸ばし着心地をよくする。

▶上衣は両側の後身頃を左右に引き、さらに足元側に引く（背部のしわをとる）。ズボンの殿部のしわは後身頃の両側を左右に引き、ズボンの裾を引いて伸ばす。

■ 留意点

・患者の状態や希望に応じた寝衣、下着を選ぶ。

・体位変換や看護師の動作はボディメカニクスの原理にそって行う。

・袖の脱着時は手指ではなく手・肘関節を支持し、無理に行わない。

▶疼痛、関節脱臼、骨折、衣類の破損予防。

・しわやたるみをつくらない。

・不必要な露出を避けて保温に努めながら行う。

・清拭時に行うことが多い。

・寝衣と下着は重ねて準備し、一度に交換する。

・汚れた下着や寝衣（私物）は袋に入れて，患者に確認して指定の場所におく．

■ 観察ポイント

S：①さっぱりしたか
　　②着心地はよいか
　　③動いたことによる疲労感はないか

O：①寝衣の汚れの程度
　　②発汗の有無
　　③着脱時の関節の動き
　　④皮膚の状態

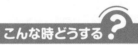

こんな時どうする❓

かぶりのパジャマを着ている臥床患者の場合
（上衣の脱がせ方，着せ方）

■ 援助時のポイント・根拠

①看護師側の患者の肘関節を上のほ
　うに曲げて，上衣の裾をたくし上
　げ，看護師の片手を上衣の内側か
　ら入れて上腕を支えながら抜く．
　同時にもう一方の看護師の手で袖
　口から袖をたぐり寄せ，片方の手
　で腕を抜くと同時に袖を抜く．

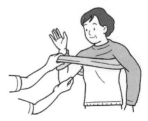

②反対側の袖も①と同様に脱がす.

③上衣の裾を頸部の近くまでたぐっていき,襟ぐりを広げ先に顔面から脱がせ,その後,片手で後頭部を支えて持ち上げて脱がせ,上衣全体をはずす.

> ▶襟ぐりを広げないと,口や鼻を圧迫し呼吸を妨げたり,目に入ったりして不快感を与える.

④新しい上衣の裾を襟ぐりまでたぐって先に後頭部を入れる.次に襟ぐりを広げ顔面にかからないようにして頭部を通過させる.

⑤看護師から遠いほうの袖を袖口からたくし上げて片手に持ち,もう片方の手で患者の手を誘導しながら袖を通す.手前側も同様にする.

⑥看護師側から遠いほうの患者の膝を組ませ,殿部を支えて手前に傾け,上衣の裾を引きながら背部に着せる.同時に上衣のしわもとる.膝を組ませなおし,手前側も同様に着せる.

■ 留意点

・頭部や顔面に創部がある場合は,かぶり式のパジャマは避ける.

・頸部や上肢,肩の関節が自由に動かせない患者の場合も前開きのパジャマが望ましい.

■ 観察ポイント

・p.99 の「観察ポイント」に準ずる.

! one point

腹部や胸腔ドレーンが挿入されている場合,また持続的導尿で留置カテーテルが挿入されている場合は,ドレーンやカテーテルが寝衣で圧迫されて閉塞しないようにするため,前開きのパジャマやガウンタイプ,和式寝衣が望ましい.

上肢に片麻痺, 持続点滴, 創傷などがある場合
(寝衣の袖が広い場合)

■ 援助時のポイント・根拠

①健側から脱がせ, 患側から着せる.

> ▶健側は動きが自由なので, 先に脱がせると患側に負担をかけずに脱がせることができる. 袖を通していない寝衣は自由に扱えるので患側をあまり動かさずに着せることができる.
> ※末梢から点滴静脈内注射を受けている場合は, 針刺入側を患側と考えて行う.

②クレンメを閉じ, 点滴ボトルや点滴筒を横または逆さにしないようにしながら袖を脱着する.

> ▶クレンメを閉じないで, 点滴ボトルや点滴筒を横または逆さにすると輸液ライン内に空気が入る危険がある.
> ※末梢から点滴静脈内注射が行われている場合は針刺入部からボトルまでを手の延長と考えて脱着するとわかりやすい.

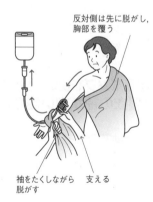

反対側は先に脱がし, 胸部を覆う

袖をたくしながら 支える
脱がす

■ 留意点

・持続点滴をした状態でクレンメを閉じて寝衣の袖を脱着する場合は速やかに行う.

> ▶クレンメを閉じると血液が逆流し凝固して針が閉塞する危険性がある.

・針刺入部位の安静(できるだけ動かさないように)を保ちながら行う.

■ 観察ポイント

S：①針が抜けるのではないかという心配の有無

　　②注射部位の痛みの有無と程度

　　③着心地は良いか

　　④さっぱりしたか

O：①ライン内の空気の有無

　　②滴下数

　　③注射部位の発赤・腫脹の有無と程度

　　④着脱に伴う抜針やラインの絡まりの有無

　　⑤着脱時の関節の動き

輸液ポンプを使い,上肢に持続点滴をしている場合 (寝衣の袖が細い場合)

■ 援助時のポイント・根拠

①必ずクレンメまたは三方活栓を閉じてからライ
ンを輸液ポンプからはずす.

> ▶クレンメを閉じずに輸液ポンプからラインを
> はずすとフリーフロー(過量注入)が起こる.

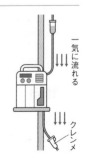

一気に流れる

クレンメ

②手指を清潔にした後（手洗い，消毒），血管内留置カテーテルに接続された閉鎖式輸液ラインをはずし，接続部分を清潔に保ちながらキャップをする．

③清拭などにより寝衣を脱いでから着るまで時間がかかる場合は，留置カテーテルは生食ロック（陽圧ロック）して行う．

> ▶カテーテル内が陰圧になって血液の逆流が起こり凝固して閉塞するのを予防する．

④短時間で寝衣を交換する時は閉鎖式輸液ラインははずさずにそのままで脱着する〔方法は「寝衣の袖が広い場合」の「援助時のポイント・根拠」（p. 101）に準ずる〕．

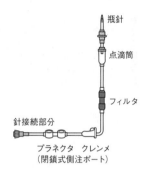

瓶針
点滴筒
フィルタ
針接続部分
プラネクタ　クレンメ
（閉鎖式側注ポート）

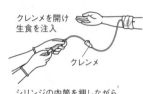

クレンメを開け
生食を注入
クレンメ
シリンジの内筒を押しながら
クレンメを閉じてシリンジをはずす

■ 留意点

・血管内留置カテーテルと閉鎖式輸液ラインをはずしたり接続したりする時は無菌操作で行う（手洗いと手指の消毒，接続部の消毒用アルコールでの消毒）．

■ 観察ポイント

・「寝衣の袖が広い場合」の「観察ポイント」（p. 102）に準ずる．

1. 冷罨法

■ 準　備

①氷枕（シリコン製・ゴム製）　②留め金具 2 つ　③氷（クラッシュアイス）　④水　⑤氷枕カバー　⑥ピッチャー　⑦タオル

> ▶天然ゴムを用いるゴム製氷枕には，主成分にラテックスが含まれており，アレルギー反応（ラテックスアレルギー；接触部位の蕁麻疹・喘息・呼吸困難・血圧低下など）を引き起こす患者もいるため留意する.

■ 援助時のポイント・根拠

①物品（氷枕，留め金具，氷枕カバー）の破損の有無を確認する.

> ▶ゴム製氷枕は経年的に劣化や亀裂を起こしやすいため，外観の確認に加え，中に少量の水を入れ留め金をして逆さにし，漏れがないか確認する.

②氷枕の中に氷を 1/2〜1/3 程度（氷の量の目安は，氷枕を水平に置き，氷が横一列に水平に並ぶ程度）入れた後に，氷と水の間を水で埋める程度（コップ 1 杯：約 200 mL）の水をピッチャーで入れる.

> ▶水を入れることによって氷の角をとり，ゴツゴツ感をなくす.

③氷枕を水平に置き，片手で口元を上に向けてから，もう一方の手で中に入れた氷と水を水平になるように広げながら，中の空気を口元

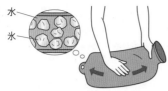

水
氷

氷枕から空気を追い出す方法

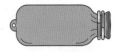

氷枕の留め金具の留め方

まで抜く.

> ▶空気の熱伝導率は水より低いため，氷枕内に空気があると局所を冷やす効果が得にくい. また空気は水よりも軽いため，氷枕の上層部にたまり，貼用時のフィット感が悪くなる.

④空気が完全に抜けたことを確認し，氷枕の口元を上に向けたまま留め金具の留め具部分を上にして口元と平行に留める. さらにもう一本使用できる場合は，留め金具を最初に留めた留め具部分の左右が反対になるように平行に留める.

> ▶身体の重みや圧力で一方の留め金具がはずれても，もう一本の留め金具により氷枕の口元の閉鎖は維持され，水漏れを起こすリスクが低くなる.

⑤氷枕の外についた水分をタオルで拭き取る.

⑥氷枕を逆さにし，水漏れがないか確認する.

⑦氷枕カバーをかける.

⑧氷枕は患者の肩に触れないように，また氷枕の留め金具は患者がよく顔を向ける側と反対，もしくは床頭台（患者の利き手側）と反対側に設置する.

> ▶氷枕が肩に触れると，寒さを感じさせるばかりでなく肩の循環血流
> 量が減少し血流が滞り，肩こりの症状が出現する可能性がある．ま
> た床頭台側は患者が頭を向ける機会が多く，留め金具で顔を傷つ
> ける危険性がある．

⑨氷枕の高さやフィット感（貼用感）を患者に確認する．氷枕だけでは
　低い場合は，バスタオルなどをたたんで患者の好む高さに調整する．

■ 留意点

・貼用部の皮膚変性や知覚の変化を観察し，寒冷刺激による皮膚の循
　環障害や凍傷に注意する．

> ▶特に意識障害や知覚鈍麻，運動麻痺，循環器系・神経系に異常のあ
> る患者，高齢者や乳幼児は温度感覚が鈍くなっていたり，訴える
> ことができない場合が多く，皮膚変性や損傷を早期発見するため
> 特に注意して観察する．

・氷枕貼用が気持ちよいと感じるよう，患者の希望により氷と水の量
　を調整する．

・角がある氷を使用する場合は，氷枕を破損したり，貼用感が損なわ
　れたりするため，準備の段階であらかじめベースンに氷と水を入れ
　て角を取ってから使用する．

・氷枕貼用後，氷が溶けて冷却効果が弱くなったら，患者の希望によ
　り除去するか新しい氷枕に交換する．

・氷枕の代わりに，フリーザーに入れて繰り返し使用できるアイスノ
　ン®などの CMC 製品（繊維素グリコール酸ナトリウム）が用いら
　れることもある．CMC 製品は外部からの圧迫に強く，取り扱いが
　簡便である．

・氷枕や CMC 製品は他の患者にも使用するため，使用後には必ず消
　毒を行う．

■ 観察ポイント

S：①知覚（痛みを伴う冷感，しびれの有無と程度）

　②快適さ（貼用した際のフィット感や気持ちよさ）

　③苦痛の有無と程度

　④症状緩和の有無と程度

O：①全身状態（バイタルサイン）

　②貼用部の皮膚の冷感の程度

　③貼用部の皮膚の色（後頭部に貼用の場合は頭皮の色）

　④氷の溶け具合

　⑤体温に変化を与える環境条件（室温・湿度・太陽光など）

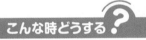

こんな時どうする？

解熱を目的とする冷罨法

・前額や後頭部への冷罨法は安楽目的であり，解熱を目的に貼用する
　場合には総頸動脈，腋窩動脈，大腿動脈など，できるだけ太い表在
　動脈を冷却する（p.270 の図7 参照）．局所を冷却するには皮膚と
　の密着度の高い氷嚢を用いると効果的である．

2. 温罨法

■ 準 備

①湯たんぽ（金属製・プラスチック製・ゴム製） ②栓 ③温湯（金属製・プラスチック製は 70 ～ 80℃，ゴム製は 60℃） ④温度計 ⑤湯たんぽカバー ⑥ピッチャー ⑦タオル ⑧厚手のゴム手袋

■ 援助時のポイント・根拠

①物品（湯たんぽ，栓，湯たんぽカバー）の破損の有無を確認する．

> ▶外観の確認に加え，湯たんぽに少量の湯を入れて栓をして逆さにし，漏れがないかを確認する．

②湯たんぽの材質に合わせた湯温・量の温湯を入れる．

③湯たんぽを水平に置き，中の空気をすべて抜く．

> ▶空気の熱伝導率は湯より低いため，湯たんぽ内に空気があると温熱効果が得にくい．また湯たんぽ内に残った空気は温まると膨張するため，栓がゆるむ原因となる．

④空気を完全に抜き，湯が漏れないように栓をきつく締める．

⑤湯たんぽの外についた水分をタオルで拭き取る．

⑥湯たんぽを逆さにし，漏れがないか確認する．

⑦湯たんぽカバーをかける．

⑧患者の足元から 10 cm 程度離して湯たんぽを置く（栓側を患者に向けない）．

> ▶湯たんぽが直接皮膚に接触することにより，低温熱傷（体温より少し高めの心地よい温度に長時間接触し続けることにより皮膚や軟部組織に生じる熱傷）を起こすことがある．

■ 留意点

・湯たんぽと熱源に近い皮膚の変性や知覚の変化，損傷を観察し，低温熱傷を起こさないように注意する．

> ▶特に意識障害や知覚鈍麻，運動麻痺，循環器系・神経系に異常のある患者，高齢者や乳幼児は温度感覚が鈍くなっていたり，訴えられないことが多く，体位や布団のずれ，四肢の強直などにより低温熱傷を起こすおそれがある．

・湯たんぽを貼用して 20 分前後経過した時点で，冷感などの症状が改善したか，熱すぎないか，痛みはないかを患者に確認する．

> ▶湯たんぽは，貼用後 15〜20 分で寝具内の温度を上昇させる．

・湯たんぽ内の温度が低下した場合は，患者の希望により除去するか新しい湯たんぽに交換する．

◖one point◗ 湯たんぽ以外の温罨法

使用時は湯たんぽ同様に熱傷に注意し，貼用部の皮膚の状態を観察する．

●電気アンカ・電気毛布

湯たんぽと比べて長時間適温を維持でき，取り扱いが簡便であるが，電源コード断線による火災に注意する．

●ホットパック

乾性の罨法（湯たんぽ，電気アンカ，電気毛布）と比べて皮膚への熱伝導率が高くなるため，温熱効果がさらに期待できる．

■ 観察ポイント

S：①知覚（冷感，しびれの有無と程度）

　　②快適さ（貼用した際の温かさや気持ちよさ）

　　③苦痛の有無と程度

　　④症状緩和の有無と程度

O：①全身状態（バイタルサイン）

　　②熱源に近い皮膚の色や痛みの程度，熱傷の症状（Ⅰ度：発赤，
　　　Ⅱ度：水疱，Ⅲ度：壊死）

　　③湯たんぽの温度低下の程度

　　④体温に変化を与える環境条件（室温・湿度・太陽光など）

第8章 身体を清潔に保ち，身だしなみを整え，皮膚を保護する

1. 手洗い・含嗽

■ 準 備

①石鹸（液体石鹸） ②ペーパータオル ③手指消毒剤 ④含嗽剤（必要時）

■ 援助時のポイント・根拠

【手洗い──スクラブ法】

①爪はできるだけ短くする．

▶長い爪は汚れをためやすく，その汚れを洗いにくくする．指先の洗い残しを最小限にするために爪は短く切る．

②傷は防水性のあるドレッシング材で覆う．

▶傷には黄色ブドウ球菌などが繁殖している可能性があり，手指の汚染を防ぎ，傷の治癒を促進させるため．

③流水で手を濡らし，石鹸を適量取り泡立てる．

▶流水で手を濡らさないまま石鹸を使用すると，皮膚の乾燥が促進されやすくなる．石鹸は泡立てることで界面活性作用が働き，洗浄効果が引き出される．

④指先や指の間，手指のしわ，母指や手関節など，手洗いミスの発生しやすい部位を意識して洗う．最低でも15秒間は手をこすりあわせる．

> ▶手洗いミスは皮膚が二面接する部分に発生しやすい．意識してこすり合わせることで手洗いミスが防げる．

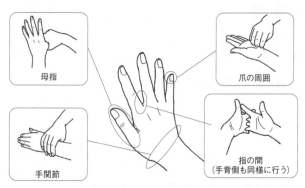

母指

爪の周囲

手関節

指の間
（手背側も同様に行う）

手洗いミスの発生しやすい部位の洗い方

⑤流水でよく流し，ペーパータオルで水分を十分拭き取る．

> ▶濡れた手は乾燥した手より微生物の付着率や生存率が高くなる．また，自然乾燥は手荒れの原因になる．

⑥蛇口がある場合は，手を拭き終えたペーパーを用いて蛇口を閉める．

> ▶手を洗う前に触れた蛇口に直接触れると，手指が汚染される．

【手洗い──ラビング法（手指消毒法）】
①速乾性擦式消毒薬の1回使用量を手にとる.

> ▶ポンプを最後まで押し込んで1回量を手に取る. 消毒薬の不足は手洗いミスにつながる.

②洗い残しのないように, 乾燥するまですり込む.
  a. 爪の周りは指先を手掌にあててすり込む.
  b. 手指の間は手掌と手背の両方からすり込む.
  c. 手指の関節部はしわを伸ばすように手指を丸めてすり込む.
  d. 母指や手関節は反対の手で握り, 回転させながらすり込む.
③手指消毒は, 患者に触れる前, 患者に触れた後, 清潔・無菌操作の前, 体液に曝露された可能性がある場合, 患者周囲の環境に触れた後などのタイミングで行う.

【含嗽】
※口腔内の乾燥や不快感を感じた時, 塵埃の多い場所にいた後に行う.
①水を口に含み, 頬を動かしながら3回ほどうがいをする.
②さらに水を口に含み, 上を向いて息を吐きながらうがいをする.

■ 留意点

・手洗いの前に指輪や時計をはずす.
・ドレッシング材がはがれかけたらすぐに交換する.
・同じ患者に複数の処置がある場合も, 交差感染防止の観点から一処置ごとに手を洗い, 手袋をはずしたら手指消毒を行う.
・ラビング法による手洗いを繰り返してべたついた手は, 流水と石鹸で洗う.
・うがい中に発生するエアロゾルや水を吐き出す時の飛沫が, 周囲を汚染し感染源となることを意識して含嗽する.

唾液・排泄物・血液などの湿性生体物質が手に付着した場合

■ 援助時のポイント・根拠

①すぐに流水で手洗いができない場合は，付着した湿性生体物質を広げないように，消毒用エタノールを含んだガーゼなどで拭い取る．

　　▶付着した湿性生体物質による手指の汚染を最小限にとどめる．

②流水と石鹸で手を洗う〔洗い方はスクラブ法（p. 111～112）参照〕．

③さらに清潔にしたい場合は速乾性擦式消毒薬をすり込む〔すり込み方はラビング法（p. 113）参照〕．

■ 留意点

・湿性生体物質に触れる場合は必ず手袋，エプロンを着用する．

・手袋をはずす時に手指を汚染しないように，手袋の脱ぎ方の原則を遵守する．

・拭き取りに使用する消毒薬の種類と濃度を確認する．

2. 創部消毒・皮膚消毒

【CVライン（Central Venous line）挿入部の消毒】

■ 準 備

①各種消毒薬 ②滅菌綿球 ③ガーゼ ④鑷子（せっし） ⑤テープ，ドレッシング材 ⑥膿盆（またはゴミ用ビニール袋） ⑦廃棄用の袋 ⑧ディスポーザブル手袋 ⑨ディスポーザブルエプロン

■ 援助時のポイント・根拠

①手袋とエプロンを身につける.

②患者を仰臥位にし，CVラインが挿入されている部位を露出する.

③廃棄用の袋を，CVライン挿入部の近くに配置する.

> ▶はがしたドレッシング材や消毒綿球などで周囲を汚染しないようにするため.

④ドレッシング材やテープをはがし，廃棄袋に入れる. テープをはがす.

> ▶図の方向にテープやドレッシング材を引っ張り，皮膚を押さえながらはがすと，皮膚に不要な力がかからないため皮膚剥離などの損傷が起こりにくくなる.

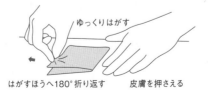

ゆっくりはがす

はがすほうへ180°折り返す　　皮膚を押さえる

⑤滅菌綿球のパックを開く.

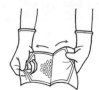

中身が取り出しやすいように開く

開いた状態が維持できるようにする

⑥消毒薬を確認して綿球にかけ，十分含ませる.

⑦綿球を鑷子でつまむ.

⑧消毒の介助で，綿球を手渡す時に鑷子
同士が触れないようにするために，介
助者が上部・実施者が下部を持つ.

中指　示指　母指

鑷子の持ち方

> ▶消毒に使用している鑷子は，患者
> の創部に直接触れていなくても，
> 介助者の鑷子より清潔度が落ちる
> と考えるため.

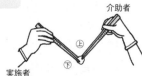

介助者

上

下

実施者

綿球の渡し方

⑨単包のガーゼを手渡す場合，滅菌され
ているガーゼとその包みの内側が，相
手に向くように持つ.

> ▶消毒に使用している鑷子が包装の
> 外側に触れて汚染されないように
> するため.

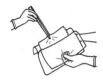

単包ガーゼの渡し方

⑩CVライン挿入部を中心に消毒する．この時,消毒むらがないように,少しずつずらしながら消毒する．

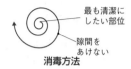

最も清潔にしたい部位

隙間をあけない

消毒方法

⑪消毒薬が乾燥したら，ドレッシング材を隙間がないように貼る．最初にCVライン挿入部から貼り始める．

> ▶CVライン挿入部から貼り始めると，隙間ができにくくドレッシング材が密着するため，CVラインをしっかり固定できる．

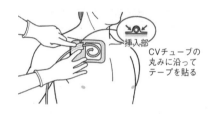

挿入部

CVチューブの丸みに沿ってテープを貼る

⑫ドレッシング材やテープは伸縮性があっても，引き伸ばして貼らないようにする．

> ▶皮膚に不必要な力が加わり，水疱形成などのトラブルの原因になることを避けるため．

■ 留意点

・ハイポアルコールで脱色をする場合は，ポビドンヨード（イソジン®）の消毒効果が十分得られるように，ポビドンヨードが乾いてから行う．

・CVラインの挿入部や縫合部に異常が観察されたら，速やかに医師に報告する．

■観察ポイント

S：①CV ライン挿入部や縫合部，テープ固定部の掻痒感や疼痛など
　　　の違和感の有無
　　②CV ライン挿入部や縫合部の引きつれの有無と程度，また経時
　　　的な変化の有無

O：①CV ライン挿入部や縫合部，テープ固定部位の発赤・腫脹の有
　　　無と程度
　　②CV ラインの縫合のはずれやゆるみの有無と程度
　　③CV ラインの接続の状態，CV ライン内への血液の逆流の有無
　　④点滴の滴下状態

皮膚が弱い人に創部消毒を行う場合

■ 準 備

①各種消毒薬 ②綿球（単包） ③ガーゼ ④個別に処方されている軟膏 ⑤鑷子 ⑥テープ，ドレッシング材 ⑦膿盆（またはゴミ用ビニール袋） ⑧廃棄用の袋 ⑨ディスポーザブル手袋 ⑩ディスポーザブルエプロン

■ 援助時のポイント・根拠

①消毒方法は「CVライン挿入部の消毒」（p.115〜117）に準ずる．
②消毒薬が乾燥したら，創部の状況に適したドレッシング材で保護する．
③肘や膝など四肢の関節部にドレッシング材やテープを貼る場合，関節運動の屈曲・伸展が妨げられないように貼る．

> ▶関節を動かすたびに引きつけるような力が皮膚に加わると，テープを貼った皮膚に炎症が起こりやすくなる．

④テープは毎回同じ部位に貼らず，できるだけずらして貼る．

> ▶同じ場所にテープを貼ることで，テープかぶれを誘発したり，テープをはがす際に皮膚剥離が起こりやすくなったりする．

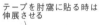

テープを肘窩に貼る時は伸展させる

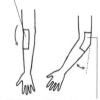

肘関節の後面に貼る時は軽く屈曲させる

⑤テープかぶれのリスクが高く，皮膚の損傷も著しい場合，ガーゼと
　包帯を使って保護する．

⑥次の消毒時に，ガーゼが皮膚にくっついてはがれない場合は，消毒
　薬などでガーゼと皮膚を湿らせてからゆっくりはがす．

> ▶無理にはがすと表皮の損傷や出血が起こり，創部の治癒が遅くなる．
> 　そのため，消毒薬で湿潤させて，自然にはがれるようにする．

■ 留意点

・テープの粘着材などが皮膚に残らないように，必要時に温タオルな
　どを用いて拭く．この時タオルで皮膚をこすらず，押さえるように
　する．
・テープかぶれを起こしている部位には，ガーゼなどをあてて保護す
　る．

■ 観察ポイント

S：①創部の掻痒感・疼痛の有無
　　②テープ貼用部の掻痒感・疼痛の有無
　　③包帯使用部の圧迫感・掻痒感の有無
　　④包帯を使用している部位より末梢のしびれ感・冷感の有無

O：①創部の発赤・腫脹の有無と程度
　　②創傷の治癒形態（滲出液の有無・程度・性状，壊死組織の有無
　　　と範囲，出血の有無と程度）
　　③テープ貼用部の発赤・腫脹の有無と程度
　　④包帯を使用している部位より末梢の神経障害・血行障害の有無

3. 全身清拭

■ 準 備

①ベースン ②温湯（50℃） ③石鹸 ④タオル2〜3枚 ⑤綿毛布（またはタオルケット） ⑥バスタオル ⑦必要時，着替え（寝衣・下着）

■ 援助時のポイント・根拠

①病室の温湿度（室温24℃±2℃，湿度40〜60％）を整え，必要時カーテンを引く．

▶清拭による気化熱の発生によって体力を消耗する．さらに冷えなどの不快感を感じさせないようにするために保温，羞恥心，プライバシーに十分な配慮が必要である．

②物品を配置し，掛け物を綿毛布（またはタオルケット）に交換する．

▶リネンを汚染しないようにする．

③患者を手前に引き寄せ，寝衣と下着を脱がせる．寝衣は身体の下に広げる．

④身体を清拭する．

　　a. 顔・頸部→上肢→胸部→腹部→下肢→腰背部・殿部→陰部の順で清拭する．

　　b. 拭き残しがないようにする．拭き残しやすい部位は，二面が接しやすい部位，関節部分，しわが多い部分，側面（リネンと接している）の部位である．

121

c. 筋肉の走行（下図）に沿って，適度な圧をかけながら清拭する〔形態機能図（p.268, 図3）参照〕.

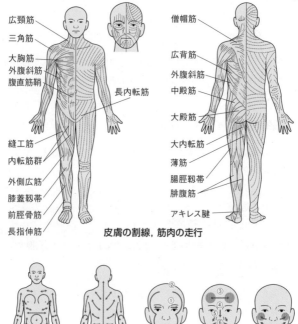

広頸筋
三角筋
大胸筋
外腹斜筋
腹直筋鞘
長内転筋
縫工筋
内転筋群
外側広筋
膝蓋靱帯
前脛骨筋
長指伸筋

僧帽筋
広背筋
外腹斜筋
中殿筋
大殿筋
大内転筋
薄筋
腸脛靱帯
腓腹筋
アキレス腱

皮膚の割線，筋肉の走行

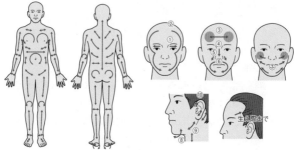

清拭の方向

▶筋線維にそって，少し力を入れて拭くことで骨格筋を圧迫し，組織に緊張と弛緩をもたらす効果があり，血流を促進する．

⑤素拭き後に石鹸をよく泡立てて拭く．石鹸分を残さないように2回以上拭き取る．

▶皮膚の表面は弱酸性（pH 4.5〜6.6）に保たれており，病原性細菌などの繁殖を阻止している．石鹸分はアルカリ性（pH 9〜10）であるため，十分に除去する必要がある．

⑥褥瘡好発部位に対しては，清拭後にマッサージを行う．

■ 留意点

・清拭する時間帯は食後1時間以上経過した後とし，処置と重ならないようにする．また，排泄後に行う．
・体調に合わせて清拭部位（全身とするか部分とするかなど）を計画する．疲労を最小限にするために体位変換の回数が少なくなるような順序で計画する．
・関節部位を下から広く支えながら清拭する．
・拭くたびに水分を拭き取り，保温に注意しながら行う．

■ 観察ポイント

S：①掻痒感の有無と程度
②倦怠感・脱力感・熱感の有無と程度
③不快感の有無と程度
④周囲への気遣いや気がね，強い羞恥心の有無
⑤全身清拭の必要性を理解しているか
⑥いままでの生活習慣（清潔行為）にこだわりはないか

O：①発汗，皮脂分泌の有無

②乾燥，鱗屑・落屑の有無

③悪臭の有無

④顔色，口唇色，爪床色，皮膚色

⑤発疹，外傷の有無

⑥麻痺や四肢の機能障害の有無

⑦安静度など治療上の制限の有無

⑧自分でできる清潔行為を行おうとしているか

こんな時どうする？

掻痒感が強い場合

■ 援助時のポイント・根拠

①掻痒感を誘発する原因を除去する（気温，湿度の低下や衣類の締めつけなど）．

②医師と相談し，低刺激性の洗浄剤を用いる．洗浄剤を十分に泡立てて洗浄し，皮膚に洗浄剤の成分を残さない．

③強くこすらない．

■ 留意点

・皮膚の乾燥を防ぐために，適宜医師と相談し，保湿剤を使用する．

・皮膚を傷つけないため，爪を整える．

■ 観察ポイント

S：①掻痒感の有無，部位・出現する時間帯
　　②熟睡感
　　③病態との関連性についての理解度

O：①発汗，皮脂の分泌の有無
　　②乾燥，鱗屑・落屑の有無
　　③発疹の有無
　　④掻破痕の有無，滲出液の有無
　　⑤睡眠の状態

浮腫（腹水）がある場合

■ 準　備

①洗浄剤（弱酸性洗浄剤）　②シャワーボトル　③やわらかいタオル
④必要時，シート状のおむつ

■ 援助時のポイント・根拠

①やわらかい材質のタオルを選択し，強くこすらないように拭く．浮
　腫の程度によっては，洗浄剤を十分に泡立て，泡で包み込むように
　して洗浄する．

　　▶浮腫により皮膚そのものが脆弱となっている．タオルなどを利用し
　　てこする（圧をかける，摩擦する）ことで皮膚の損傷を招く危険
　　性がある．

②洗浄剤は刺激の少ないものを用い，洗浄成分を十分に洗い流す．

③鼠径部は丁寧に洗浄する.

> ▶腹水によって皮膚同士が密着し，汚れや湿潤しやすくなることで皮膚が傷つきやすくなっている.

④体位を調整し，腹圧がかかりにくく，洗い残しのないようにする.

⑤水分はタオルをあてて吸い取るようにする（押さえ拭き）.

■ 留意点

・呼吸状態に影響の少ない安楽な体位で行う.

・衣服や下着はゆるく締めつけないものを着用するように指導する.

・爪の手入れを行い，皮膚の損傷を避ける.

・汗をかきやすい部位には不織布をあてたり，皮膚と皮膚が接する部位はクッションなどを使用して接しないような工夫をする.

・浮腫のある皮膚は乾燥し，鱗屑が生じやすいので，適宜保湿ケアを行う.

■ 観察ポイント

S：①倦怠感の有無と程度
　　②呼吸困難感の有無と程度
　　③腹部膨満感の有無と程度
　　④疼痛の有無と程度

O：①全身状態（心機能，腎機能，肝機能など），チアノーゼの有無
　　②体重の変化，栄養状態
　　③浮腫の部位と程度，皮膚の弾力性，乾燥の有無
　　④皮膚の損傷の有無，滲出液の有無
　　⑤真菌などの感染症の有無

創部・褥瘡がある場合

■ 援助時のポイント・根拠

①創部・褥瘡部にドレッシング材や衛生材料を貼用している場合には,創部・褥瘡部に張力が加わらないように周囲の皮膚の清潔を保つ.

▶汚れた皮膚は皮膚の機能を妨げる.

②清拭後の水分を残さないようにする.

▶皮膚の湿潤は摩擦係数を高め,褥瘡の誘因となりやすい.また,真菌による感染を起こす可能性もある.

③軟膏を塗布（処置）する場合には,塗布前に皮膚を清潔にしておく.

■ 留意点

・骨突出部に発赤がある場合,皮下組織の血流障害によって生じているためマッサージはしない.また,発赤周囲の皮膚に対しては血流をよくするためにマッサージを行う.

・適宜,医師と相談し,皮膚保護剤などを使用する.

・絆創膏や皮膚保護剤の剥離刺激が最小限になるようにする.

■ 観察ポイント

S：①掻痒感の有無と程度
　　②疼痛の有無と程度
　　③不快感の有無と程度

O：①創部の大きさ
　　②創部からの滲出液の有無と程度
　　③創周囲の発赤,熱感の有無と程度
　　④創部の皮膚色
　　⑤悪臭の有無と程度
　　⑥表皮剥離,びらんの有無と程度

張りのない皮膚（高齢者など）の場合

■ 準　備

①やわらかいタオル　②オリーブオイル　③コットン

■ 援助時のポイント・根拠

①やわらかいタオル（化繊以外の材質）で温タオルをつくり，清拭部位にあてる.

> ▶皮膚に湿潤を与え，角質を除去しやすくする.

②腋窩や関節部のようにしわが多い部位の汚れは，オリーブオイルを含ませたコットンで汚れを拭き取る.

③強くこすりすぎないように身体を拭く.

> ▶高齢者の皮膚は新陳代謝の低下，ターンオーバーの延長によって脆弱化し，表皮剥離が起こりやすい. 陰部は清拭ではなく洗浄を行う.

④角質化が進んでいる踵部は適宜足浴を計画する〔足浴の方法については「6. 足浴・爪切り」（p.140〜145）を参照〕.

⑤皮膚の乾燥や痒みが著明な場合は，適宜，医師と相談の上，保湿クリームなどを使用する.

■ 留意点

・高齢者は皮下脂肪の減少により体温の保持機能が低下しているため，室温は23℃以上に整える.

・張りのない皮膚は拭き残しの原因にもなるので，不快感を与えない程度に皮膚を伸展させながら清拭する.

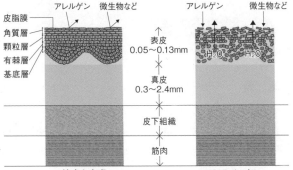

皮脂膜
角質層
顆粒層
有棘層
基底層

アレルゲン　　微生物など

アレルゲン　　微生物など

↑
表皮
0.05〜0.13mm
×

真皮
0.3〜2.4mm

皮下組織

筋肉
↓

健康な皮膚　　　　　　　　　ドライスキン

■ 観察ポイント

S：①掻痒感の有無

　②体臭を気にしているか

　③清拭したい部位に手が届くか

O：①発汗，皮脂の分泌の有無

　②乾燥，鱗屑・落屑の有無

　③悪臭の有無

　④顔色，口唇色，爪床色，皮膚色

　⑤発疹，外傷の有無

4. 陰部洗浄

■ 準 備

①防水シーツ　②フェイスタオル　③バスタオル（適宜）　④フラットおむつ　⑤ガーゼ　⑥洗浄剤　⑦シャワーボトルと湯（38〜40℃）　⑧ディスポーザブル手袋　⑨ディスポーザブルエプロン　⑩ビニール袋　⑪速乾性手指消毒薬

■ 援助時のポイント・根拠

①ケアの必要性を説明し，同意を得る．

②羞恥心や保温に配慮して患者の準備を整える．

③必要物品を手に取りやすいように準備，配置する．

④エプロンと手袋を装着し，防水シーツを敷きこみ，おむつを開く．防水シーツは汚染部位を予測し，腰部から下肢にかけて敷く．

⑤鼠径部から恥丘に沿わせてタオルをあて，腹部へ微温湯が流れていかないようにする．

⑥シャワーボトル内の湯温を看護師の前腕内側にあてて確認し，患者に声をかけながら陰部に湯をかける．

⑦ガーゼに洗浄剤をつけてよく泡立て，ガーゼの面を適宜変えながら陰部の汚れを落とす．

・**女性の場合**：大陰唇を開いて尿道口から肛門へ向かって，やさしく洗う．

・**男性の場合**：陰茎と陰嚢の接触部位やしわの部分の汚れも取り除く．また，包皮が翻転していないと汚れが十分に取り除けないため，

包皮を下げてやさしく洗う．その場合は包皮をもとに戻す．

▶陰茎と陰嚢が接している部分やしわの部分に汚れが蓄積しやすいため．

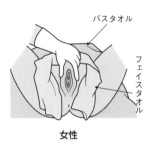

バスタオル

フェイスタオル

女性

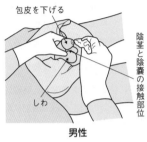

包皮を下げる

しわ

陰茎と陰嚢の接触部位

男性

⑧シャワーボトルの湯をかけて泡を十分に洗い流し，ガーゼなど乾いた布で押さえ拭きをする．

⑨側臥位にして殿部を洗う（便などの汚染がある場合は，洗い残しのないようにする）．

⑩殿部も陰部同様に泡や汚れの洗い残しがないように湯を十分にかけ，ガーゼなど乾いた布で押さえ拭きをする．

⑪側臥位の状態で，汚れたおむつの汚染面が内側になるように丸めて殿部の下に入れ込み，反対側から（または手前から）抜き取る．

⑫汚れたおむつを引き抜いたタイミングで，手袋を新しいものに取り替える．

⑬仰臥位に戻して下着を装着する．

⑭汚れたおむつはビニール袋に入れる．

⑮エプロンと手袋をはずす．

⑯患者の寝衣を整える．

⑰実施前後には，手指消毒と流水・石けんによる手洗いを行い，感染
　予防に努める.

■ 留意点

・患者の羞恥心や尊厳に十分配慮しながら行う.

・シーツや寝衣を濡らさないように注意しながら行う.

・洗浄の際は力加減に注意する.

　　▶陰部はデリケートな部分であり，皮膚が柔らかいため.

・便による汚染を考慮し，陰部洗浄後に殿部の洗浄を行う.

・感染予防の観点から，陰部は恥丘から肛門の方向へ洗浄する.

・何度も体位変換をせずに行えるよう，効率を考えた手順で実施する.

■ 観察ポイント

S：①（陰部洗浄前に）尿意・便意の有無

　　②爽快感が得られたか

　　③掻痒感

　　④陰部や殿部の痛みの有無

O：①排泄物の量・性状（色・血液の混入の有無・におい・便の場合
　　　は硬さ），女性の場合は腟内分泌物の量・性状（色・におい・
　　　血液混入の有無）

　　②陰部・殿部の汚れの程度

　　③皮膚の観察（発赤の有無・湿潤の程度・かぶれの有無）

　　④褥瘡の有無

　　⑤ADL の把握（腰上げ動作の程度・筋力など協力可能な範囲）

こんな時どうする❓

膀胱留置カテーテルを挿入している場合

■ 援助時のポイント・根拠

①おむつを開き，膀胱留置カテーテルを留めているテープを皮膚から
はずす．

②膀胱留置カテーテルを押し込んだり引っ張ったりしないように留意
しながら，十分に洗う（分泌物の付着や便による汚染がある場合が
あるため，カテーテルも洗う）．

③テープ固定をしていた部位（皮膚）を洗浄する．

　▶テープの粘着成分などが残っていると，掻痒感を引き起こしたり，
　　皮膚トラブルの原因になったりする．

④洗浄後再度テープ固定をする場合は，皮膚トラブルを防ぐため貼付
場所を変える〔第3章「3. 持続的導尿」（p. 55～59）も参照の
こと〕

・女性の場合：カテーテルの長さに余裕をもたせた状態で大腿部内側
に固定する．

　▶腟分泌物や排泄物の量，性
　　状によって膀胱留置カテー
　　テルが汚染される可能性が
　　あるため．

・男性の場合：カテーテルは陰茎
を上向きにして腹部に固定す
る．テープ固定をする際には，

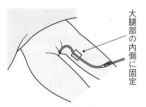

テープ固定（女性）

亀頭部にテンションがかからないようにゆとりをもたせて固定する.

> ▶カテーテルを下向きに固定すると尿道がカテーテルで圧迫され，血行障害や尿道損傷をきたす可能性がある.

> ▶ゆとりをもたせて固定しないと亀裂や潰瘍形成につながる.

■ 留意点

・陰部洗浄時に膀胱留置カテーテルを押し込んだり，引っ張ったりしないように注意する.

> ▶カテーテルを押し込むと，カテーテルの不潔な部分が尿道に入り，感染を引き起こす可能性がある.

・おむつを閉じる際には，膀胱留置カテーテルのねじれや屈曲がないように注意する.

■ 観察ポイント

S：①膀胱留置カテーテル挿入の違和感の有無
　　②亀頭部の痛みの有無（男性）
　　③固定テープによる不快感の有無

O：①カテーテルの接触部位（男性の場合は亀頭部の炎症の有無）
　　②カテーテルの屈曲や圧迫の有無
　　③テープをはがした部位の皮膚（発赤・皮膚剥離・かぶれの有無）
　　④尿の流出状況（カテーテル屈曲や身体の圧迫による流出の停滞はないか）
　　⑤おむつ内の尿漏れの有無

大腿静脈から中心静脈カテーテルを挿入している場合

■ 援助時のポイント・根拠

①おむつを開き，中心静脈カテーテルが挿入されている部位が汚染されないよう，鼠径部から恥丘に沿わせてタオルをあてる．

▶挿入部位が濡れたり，汚染されたりするのを防ぐため．

②通常の陰部洗浄の手順で実施する．

③中心静脈カテーテル挿入部位のドレッシング材が汚染されたり，はがれかけていたりする場合は，消毒とドレッシング材の交換を行う．

④中心静脈カテーテル挿入部を圧迫しないように注意しながらおむつのテープを留める．

■ 留意点

・中心静脈カテーテル挿入部を直接濡らしたり，汚染したりしないように注意する．

・点滴ルートが絡んだり，屈曲したりしないように注意する．

▶陰部洗浄中に中心静脈カテーテル挿入側の下肢を屈曲するような動作がある場合は，ルートが閉塞して薬剤投与に影響を及ぼす可能性がある．

■ 観察ポイント

S：①おむつによる鼠径部の圧迫の有無と程度

②中心静脈カテーテル挿入部の疼痛の有無

③固定テープによる皮膚の不快感の有無

O：①中心静脈カテーテル挿入部位の固定の状態（テープのはがれ・
　　汚染・液漏れ）

　②皮膚の状態（ドレッシング材による皮膚のかぶれなど）

　③中心静脈カテーテル挿入部の発赤・血液滲出の有無

　④点滴ルートの絡まり・屈曲・圧迫の有無

　⑤滴下（指示通りの滴下数に調節されているか）

◤ one point

中心静脈カテーテルが大腿静脈から挿入されている場合は，おむつのテープを
留める際に腹部側へ点滴ルートを出すように固定すると，ルートが屈曲して薬
剤投与の妨げになる．おむつのテープを留める場合は，ルートを大腿に沿わせ
て圧迫をしないように注意する．

おむつを装着している場合

■ 援助時のポイント・根拠

①尿量を計測している場合は，陰部洗浄をする前におむつを取りはず
　して計測をする．

②通常の陰部洗浄の手順で実施する．

③側臥位の状態で汚れたおむつの汚染面が内側になるように丸めて殿
　部の下に入れ込み，反対側から（または手前から）抜き取る．

④新しいおむつをあてる際は，おむつの中心が殿裂に合うようにあて，
　患者を仰臥位へ戻す．

⑤反対側から汚れたおむつを抜き取り，（すでに引き抜いている場合
　は）新しいおむつを引き出し，患者に装着する．

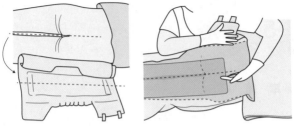

殿裂におむつの中心がくるようにする

⑥汚れたおむつを引き抜いたタイミングで，手袋を新しいものに取り
替える.

⑦汚れたおむつはビニール袋に入れる.

■ 留意点

・体格に合わせたサイズ・種類（パンツタイプ・テープ止めタイプ・
インナー）を選定する.

・おむつの前後を間違えないように装着する.

・おむつの中心と殿部の中心が一致するようにし，ギャザーを立てて
鼠径部と密着するよう装着する.

・おむつのテープは下肢の可動や腹部の食い込みに注意して留める.

■ 観察ポイント

S：①おむつによる掻痒感

　　②（おむつ装着後の）股関節や腹部の窮屈さ

O：①おむつによる皮膚のトラブル（発赤の有無・湿潤の程度・かぶ
　　れの有無）

　　②おむつ内排泄物の有無・量・性状

5. 手浴

■ 準　備

①ベースン　②ピッチャー　③ガーゼ　④洗浄剤（固形石鹸, ハンドソープ, 沐浴剤など）　⑤防水シーツ　⑥バスタオルまたはフェイスタオル　⑦バケツ（排水用）

■ 援助時のポイント・根拠

【側臥位で行う場合】

①寝衣が濡れないよう袖をまくる.

②患者を側臥位にし, 背部に安楽枕を用いて体を安定させる.

> ▶上肢の関節に無理な負担をかけず, 安楽な体位で実施する.

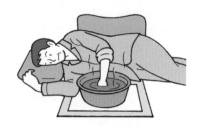

③手が届く位置に防水シーツとタオルを重ねる.

④ベースンに 38～40℃の温湯を準備し, 片方の手をゆっくり沈める.

⑤2～3分湯に浸した後, ガーゼと洗浄剤を用いて洗う. 特に爪や指先は洗い残しのないように丁寧に洗う.

⑥ピッチャーでかけ湯をし，洗浄剤の成分が残らないように十分に洗い流す.

⑦タオルで水分を拭き取る.

⑧皮膚の状態に応じてクリームなどで保湿をする.

■ 留意点

・安定した側臥位を保ち，患者の負担を軽減する.

・食事前後や，排泄後に実施するとよい.

■ 観察ポイント

S：①爽快感が得られたか
　　②疲労感の有無と程度
O：①手の汚れの程度
　　②皮膚の状態
　　③関節の動き

6. 足浴・爪切り

■ 準 備

①ベースン　②ピッチャー　③ウォッシュクロスまたはガーゼ　④洗浄剤（固形石鹸，ボディソープ，沐浴剤など）　⑤バケツ（排水用）⑥防水シーツ　⑦バスタオル　⑧掛け物（タオルケットなど）⑨ディスポーザブル手袋　⑩安楽枕　⑪保湿剤（必要時）

■ 援助時のポイント・根拠

【ベッド上で実施する場合】

①寝衣が濡れないように裾を膝上までまくる.

②膝を深く曲げ，大腿部をくるむように掛け物を大腿部の下で交差させ，殿部の下に差し入れるか，折った掛け物の部分に差し込む.

▶掛け物によって保温し，不必要な露出を避け，下肢を安定させる.

③膝下に安楽枕を入れて両膝を安定させ，防水シーツとバスタオルを重ねて足の下に敷く.

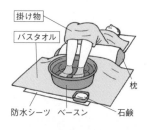

掛け物
バスタオル
枕
防水シーツ　ベースン　石鹸

▶安楽な体位にして，体力の消耗を最小限にする.

④38～40℃の温湯を準備しベースンに入れる．ピッチャーにはかけ湯用の湯を準備する.

⑤手袋を装着し，膝下に手を入れて両足を持ち上げ，踵部から

140

ゆっくり湯につける．足底がベースンにつくように足を浸す．

踵から浸す

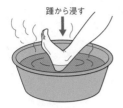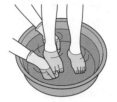

⑥片足をベースンの上に持ち上げ，湯をかけて適温であるかを患者に確かめる．

▶末梢の血管は，重要臓器への血流を保つために収縮しやすく，冷えが起こりやすい状態にある．

⑦足を浸した後，片足ずつ踵部を支えて洗う．指間や爪の周囲は汚れやすいため，ウォッシュクロスの端やガーゼで丁寧に洗う．

▶足の皮膚温が上昇する．保温効果を期待する場合は10分間以上足を湯に浸す．

⑧片足ずつピッチャーでかけ湯をし，洗浄剤を洗い流す．

⑨片方の足をすすぎ終えたらベースンから出し，すばやくバスタオルで足を覆う．

▶気化熱で皮膚温が奪われるのを防ぐ．

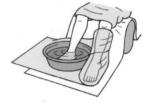

⑩タオルで丁寧に水分を拭き取る．指間はよく乾燥させる．皮膚の状態に応じてクリームなどで保湿をする．

⑪爪が伸びていれば切る．爪を切る時は明るい場所で皮膚を傷つけないように注意して行う．

【端座位で足浴用バケツを使用する場合】

①多めの湯に両足を浸せるように深め
の足浴用バケツと，終了時に足を降
ろせるようにバスマットを準備す
る．また，大腿部に寒さを感じる場
合があるので，必要に応じて膝掛け
やバスタオルを用意する．

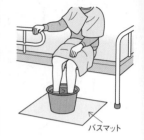

> ▶温熱刺激によるリラクゼーショ
> ン効果を高める．

バスマット

②足浴用バケツに温湯を準備する．

③端座位の状態で，踵部から片足ずつゆっくり湯につける．

■ 留意点

・実施前には室温を調整し，排泄をすませておく．

・実施にかかる時間や患者の希望に応じて湯温を調節する．

・スタンダードプリコーションに基づき，手袋を装着する．

・実施前にベッドのストッパーがかかっていることを確認する．

・下肢を持ち上げる時は膝下または踵部を支持する．

・端座位で実施する場合には，ベッド柵や枕を活用して，安楽で安定
した体位を保持する．

> ▶特に下肢を持ち上げる時は体が後方に傾きやすくなるため注意す
> る．

・足浴とともに足の観察を行う．

■ 観察ポイント

S：①爽快感が得られたか
　　②疲労感の有無と程度
　　③体は温まったか

O：①足の汚れの程度
　　②皮膚の状態
　　③浮腫の有無と程度
　　④関節の動き

one point　足の爪切り

①爪の状態に合った爪切りを選択する．あわせて爪ヤスリも準備する．

②爪と指の間を広げ，指先より1mm程度の長さになるように端から少しずつまっすぐに切る．両角を丸く整えたスクエアカットにする．

　▶両角を残さず深く切ると巻き爪の原因になりやすい．

③爪切り後は爪ヤスリで整える．

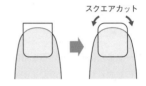

スクエアカット

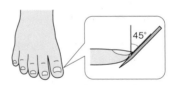

爪ヤスリは切った爪の端に45°の角度で入れ，一方向にやさしく引く

巻き爪・肥厚した爪の爪切り時の注意点

● 巻き爪用の爪切りで，同様にスクエアカットにする．爪切りの使用が困難な場合は爪ヤスリを用いて形を整える．

● 皮膚を傷つけたり，深爪や爪が割れたりしないように少しずつ切り進めていく．

● 爪周囲の痛みはないか，爪のとがりによって皮膚を傷つけていないか，爪の状態を観察しながら行う．

真菌症がある場合

■ 援助時のポイント・根拠

①ディスポーザブル手袋を装着し、
使用する物品（履物，タオル類，
爪切りなど）は患者本人専用とす
る．

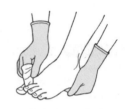

▶接触感染を防ぐため．

②ガーゼまたは柔らかい布を用いて爪，指の間を洗い，塗布済みの外
用薬も取り除く．洗浄剤を使用する場合には刺激の少ないものを用
いて，洗浄後は十分乾燥させる．

■ 留意点

・可能なかぎり毎日実施し，足の清潔を保持するとともに観察を行う．
・足の清潔保持の必要性について患者の理解を得る．

■ 観察ポイント

S：①疼痛，掻痒感の有無と程度
O：①皮膚の状態（発赤，水疱，潰瘍の有無）
　　②爪の状態（色，変形，肥厚の程度）

出血傾向がある場合

■ 援助時のポイント・根拠

①実施前後にバイタルサインを測定する.

②安楽な体位を保持し,体への負担を最小限にする.

③皮膚を強くこすらず,柔らかい布などで洗う.

　▶圧迫により内出血を引き起こす可能性がある.

④実施後はすぐに活動せず,休息をとる.

■ 留意点

・実施に際してはアセスメントを行い,患者の状態を把握しておく.

・実施中も足だけでなく全身の観察を怠らない.

■ 観察ポイント

S：①気分不快の有無と程度

　　②疲労感の有無と程度

O：①バイタルサイン

　　②出血の有無

　　③皮膚の状態の変化

7. 洗髪（仰臥位・洗髪車使用）

■ 準　備

①洗髪車（40～41℃の湯を入れ，保温しておく）　②防水シーツ
③バスタオル　④フェイスタオル　⑤ケープ　⑥シャンプー・リンス
⑦ブラシ　⑧ドライヤー

■ 援助時のポイント・根拠

①ベッドのヘッドボードをはず
し，洗髪車を設置する．援助
中の安全を確保するためベッ
ドと洗髪車両方のストッパー
をかける．

②防水シーツとバスタオルを敷
く．マットレスの側面が濡れ
ないように，頭側面に敷きこ
む．防水シーツとバスタオルを重ねて準備し，一度の動作で敷く．

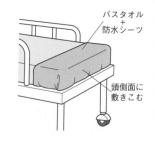

バスタオル
＋
防水シーツ

頭側面に
敷きこむ

▶患者の動作に伴う負担を最小限にする．

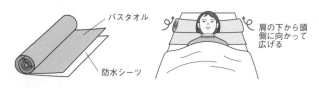

バスタオル

防水シーツ

肩の下から頭
側に向かって
広げる

③患者の首にタオル，ケープを巻く．タオルは扇子折にし，ケープからはみ出さないようにする．

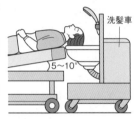

タオルがはみ出さないように

ケープ

④患者をベッド頭側に移動し，洗髪車の頭受けをベッドの高さに合わせる．付属の頭受けバンドで頭部を安定させる．
ベッド頭側を5〜10°挙上し，膝窩に安楽枕を挿入し，安楽な体位にする．

▶胸腹部の筋の緊張を緩和する．

洗髪車

5〜10°

⑤頭髪を毛先からブラッシングする．頭皮の汚れや抜け毛を除去し，髪のもつれをほどく．

⑥髪全体を濡らす．

⑦冷感を感じさせないように適量のシャンプー剤を手にとって馴染ませ，髪全体に塗布し，泡立てる．

▶泡が皮脂を吸着し，頭皮の汚れを除去するため，しっかりと泡立てる．

⑧一方の手で頭部を支え，爪で頭皮を傷つけないように指腹を使って頭皮をマッサージしながら洗う．

▶頭部の振動により，気分が悪くならないように注意する．

▶マッサージにより血液循環が促される．

⑨頭髪の泡を除去してから，髪全体をすすぐ．耳や顔，後頸部に湯が流れ込まないように，手でガードしながらシャワーをかける．少ない湯量で効率よく素早くすすぐ．

生え際の洗い方	頭皮全体の洗い方	後頭部の洗い方
	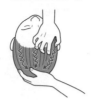	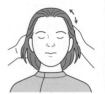
前額部は皮脂が溜まりやすい．生え際のラインに沿って洗う．	生え際から頭頂部へ向かって指腹を小刻みに動かしながら洗う．	頭髪のもつれや皮脂の汚染が生じやすいので，片手で頭部をしっかりと支えて丁寧に洗う．

▶湯にあたる量や時間が増えると，熱の放散が増大し，エネルギー消費量が多くなる．

⑩頭髪にリンスをつけ，すすぐ．頭髪の水分をしぼる．

⑪ケープをはずし，首に巻いていたタオルを広げて，頭全体を包む．

⑫患者の体位をもとに戻し，バスタオルの上で髪を乾燥させる．

⑬ドライヤーで乾燥させる．

■ 留意点

・実施前に，患者の状態（バイタルサイン，頭皮・頭髪の汚染度，頭皮の創傷や湿疹の有無など）を把握する．

・患者の好みに応じたシャンプー，リンスを用いる．

・化学療法の副作用などで脱毛のある患者には，アミノ酸系など，低刺激性のシャンプー剤を使用するとよい．

・タオルに湯が染み込み，患者の衣類を濡らさないよう，タオルとケープは首に密着させて巻く．

■観察ポイント

S：①体位や頚部の苦痛の有無と程度

②湯温や力加減は適切か

③痒みや洗い足りないと感じる部位の有無と程度

④洗髪後，爽快感が得られたか

⑤疲労や寒気，気分不快の有無と程度

O：①体動や苦痛表情の有無

②洗髪前後のバイタルサインの変化

③寝衣や寝具の汚染，湿潤の有無と程度

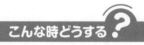

こんな時どうする？

うつ伏せ姿勢の保持が必要な場合

■援助時のポイント・根拠

①うつ伏せ姿勢の保持が必要な
場合，洗髪台にて前屈姿勢で
実施する．枕などを用いて，
安楽な姿勢で援助が受けられ
るよう調整する．

> ▶前屈姿勢では，僧帽筋，
> 上腕三頭筋，大腿二頭筋
> の負担が大きい．

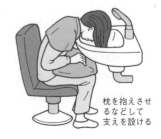

枕を抱えさせ
るなどして
支えを設ける

②硝子体手術後など，患部の保護が必要な場合，ガーゼで患部を覆い，フィルム材で保護する．

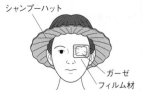

シャンプーハット

ガーゼ
フィルム材

> ▶フィルム材は，顔の凹凸に合わせて密着させて貼る．

③顔に汚水やシャンプー剤がかからないよう，シャンプーハットで保護する．

> ▶患者の頭の大きさに合ったシャンプーハットを選択する．

④洗髪が終了したらシャンプーハットをはずし，頭髪を乾燥させる．

⑤事前に手術創の保護を行っていた場合，頭髪の乾燥が終了した後，患部のドレッシング材を静かにはがす．

> ▶頭髪に含まれた水分が水滴となって患部を汚染してしまう危険性があるため，髪が乾燥するまで注意を払う．

■ 留意点

・うつむいた姿勢のまま洗髪台へ移動するので，事故に十分注意する．
・頭部の振動が最小限になるよう，片手で支えながら洗髪する．

■ 観察ポイント

S：①患部のドレッシング材による疼痛や不快感の有無と程度
　　②シャンプーハットによる疼痛や不快感の有無と程度
　　③湯温や力加減，洗い残しの有無と程度
　　④洗髪後の患部の疼痛，気分不快の有無と程度
O：①移動中の廊下や洗髪台周囲の危険物の有無と程度
　　②顔面への浸水，患部の汚染の有無と程度

頸部の安静が必要な場合

■ 援助時のポイント・根拠

①枕を除去し，タオルなどを小枕にして頭部を安定させる．

> ▶頭部の前後屈が制限される状態となるので，体位の保持に配慮する．

②紙おむつなどの吸水シートを頭部の下に必要枚数重ねて敷く（シート1枚の吸水量は，商品により異なるが，約500〜1,000 mL）．吸水シートの最大吸水量と使用湯量から，使用枚数を考慮する．

> ▶吸水が飽和状態になったら，一番上のシートを除去するだけで交換でき，患者の負担が最小限になる．ギャザー付きの紙おむつを使用する場合は，ギャザーを頸部に沿わせるように敷くと，襟元への浸水を防ぐことができる．

③かけ湯をし，シャンプーを泡立てて洗髪する．かけ湯には，シャワーボトルを使用する．

④後頭部は，他の看護師に支えてもらいながら，手早く洗浄する．頭部を支える看護師は，頸部の安静が保たれ，頭部の振動が最小限になるよう留意する．

⑤頭髪を乾燥させ，整髪する．

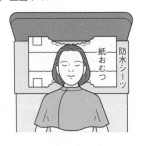

■ 留意点

・頸部の安静が保たれるよう，頭部の安定，支持を確実に行う.
・頸部に創傷がある場合は，防水処置をしてから実施する.
・シャワーボトルは水の勢いが弱いため，すすぐ前に手またはタオルで十分に泡を除去しておく.

■ 観察ポイント

S：①患部の疼痛や気分不快の有無と程度
　　②襟元への浸水の有無
　　③湯温や力加減に対する不快感の有無と程度
O：①患部への浸水や汚染の有無と程度
　　②頸部の安静が保持されているか
　　③寝衣や寝具の汚染，湿潤の有無と程度

♦one point　ドライシャンプー

患者の体力の消耗を最小限にしたい場合や，治療上の制限により湯を用いた洗髪ができない状況では，洗浄力は劣るがドライシャンプーで頭皮・頭髪の清潔を保つことが可能である.
　①頭の下に防水シーツとタオルを敷き，頭髪をブラシでとかす.
　②蒸しタオルで頭部全体を覆い，頭皮・頭髪の皮脂汚れを浮き上がらせる.
　③ブラシで頭髪を分けながら，頭皮・頭髪にドライシャンプー剤を塗布する.
　④指腹でマッサージしながら，ドライシャンプー剤をなじませる.
　⑤ブラシで頭髪を分けながら，蒸しタオルで頭皮と頭髪をよく拭く.
　⑥ドライヤーで乾かし，整髪する.

8. 口腔ケア

■ 準 備

①歯ブラシ（毛先の開いていないもの），歯間ブラシ，舌ブラシ，スポンジブラシ，デンタルフロス，綿棒，巻綿子，ガーゼ，吸引スポンジブラシ，吸引歯ブラシなどを患者の状態に合わせて選ぶ
②歯磨剤　③洗口液　④吸い飲み　⑤ガーグルベースン　⑥タオル
⑦ディスポーザブル手袋　⑧ディスポーザブルエプロン　⑨マスク
⑩指サック（指を噛まれる危険性がある場合）

■ 援助時のポイント・根拠

①患者の体位を座位または半座位にし，頭が軽度前屈するように姿勢を整える．ベッドを挙上できない場合，患者の顔は横に向ける．

  ▶口腔内にたまった唾液や洗浄剤などの誤嚥を防止するため．

②口腔ケアは毎食後行う．経口摂取していない患者の場合，口腔内の状態を判断して必要な回数行う．

③襟元にタオルを敷く．顔の横にガーグルベースンをあてる．

④洗口液もしくは水で口腔内をすすいでもらう．吸い飲みを利用する時は，吸い飲みを口角の近くにあてる．

  ▶口角の近くにあてると，吸い口から吸い込む水の量が調節しやすくなり，誤嚥の予防につながる．

⑤歯ブラシに歯磨剤をつける.

⑥歯ブラシはペンを持つように握り（ペングリップ），歯ブラシの毛先が磨きたい部分にあたるように角度を調節しながらブラッシングする.

▶ペングリップにすることで歯ブラシをあてやすく，力の加減もしやすい.

⑦水でうがいし，口腔内を十分すすぎ，タオルで口を拭く.

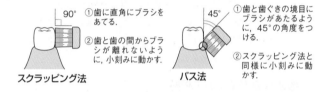

スクラッピング法

① 歯に直角にブラシをあてる.

② 歯と歯の間からブラシが離れないように，小刻みに動かす.

バス法

① 歯と歯ぐきの境目にブラシがあたるように，45°の角度をつける.

② スクラッピング法と同様に小刻みに動かす.

■ 留意点

・誤嚥の危険性が考えられる患者には，発泡剤が含まれている歯磨剤は使わない.

・口腔内が乾燥しやすい患者には，乾燥を助長するエタノール配合の洗口液は利用しない.

・痩せて頬部にふくらみがない場合，ガーグルベースンの口の凸部を患者の口唇周囲や頬部に密着させる.

■ 観察ポイント

S：①口の中はさっぱりしているか

　　（粘つかないか，口臭が気にならないか）

　　②違和感はないか（疼痛，腫脹，熱感，歯のぐらつき）

O：①口腔内は適度に湿潤しているか（唾液の分泌状態）

②頬粘膜・舌・歯肉の異常の有無（発赤，腫脹，潰瘍，出血など）

③食物残渣，歯垢，口臭の有無，舌苔の有無と程度（色・範囲）

④歯の本数と義歯の有無

⑤歯磨きをする間，呼吸状態はどうか，口を開いていられるか

こんな時どうする？

舌苔がある場合

■ 援助時のポイント・根拠

・舌苔用ブラシで軽く舌の表面を拭うか，スポンジブラシでの口腔清拭の順序（p.157）で舌の汚れを拭き取り，無理にこすらない.

▶無理な力を加えて取り除くと，舌が傷ついて疼痛の原因になり，この疼痛が口腔ケアの妨げになる.

■ 留意点

・舌苔が厚くカンジタ菌などが繁殖している場合は，医師の指示により抗真菌剤などを用いる.

■ 観察ポイント

S：舌の痛みの有無と程度

O：舌苔の色，におい

意識障害がある（自分で洗口できない）場合

■ 準　備

①水の入ったコップ　②洗口液の入ったコップ　③保湿剤　④スポンジブラシ　⑤吸引器　⑥手袋　⑦エプロン　⑧マスク　⑨ゴーグル（必要時）

■ 援助時のポイント・根拠

①手袋，エプロン，マスクを着用する．必要時，ゴーグルを装着する．

②患者の顔を横に向け，咽頭から喉頭にかけてある貯留物を吸引する．

③スポンジブラシを洗口液に浸し，適量含むようにコップの内側に押しあてる．

④最初に口唇に洗口液をつけて潤わせ，開口しやすくする．

⑤スポンジブラシを口角から口腔内に入れ，口腔前庭（外側の左右）に洗口液を塗布する．

⑥口を開いてもらい口腔底（内側，舌），口蓋など全体に洗口液を塗布する．

⑦除去しにくい喀痰や粘膜垢は洗口液などで軟化させてから除去する．

> ▶無理に除去すると粘膜が傷つき，疼痛の原因になる．疼痛は口腔ケアを嫌がる原因になる．

⑧歯がある場合は，歯ブラシでブラッシングをする．

> ▶歯に付着した汚れは，歯ブラシによるブラッシングでなければ取れない．

⑨唾液や洗口液が咽頭へ流れ込まないように，吸引をしたり，ガーゼなどで拭き取ったりしながら実施する．

▶唾液や洗口液を口の中にためてしまうと，誤嚥の危険性が高まる．

⑩口腔内の汚れをスポンジブラシで絡め取り，スポンジブラシに付いた汚れは，ティッシュで拭い取ったり，水の入ったコップで振り洗いしたりする．

⑪汚れを取る順番は右図を参照し，スポンジは奥から手前に動かす．

⑫口腔内の汚れが取りきれたら，保湿剤を口腔内に塗布する．

⑬使用物品は感染性廃棄物として廃棄する．患者の私物は洗浄して返却する．

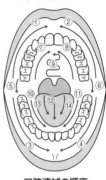

口腔清拭の順序

■ 留意点

・意識が清明でない時でも，声をかけながら援助を進める．

・意識レベルなどの状態が不安定な場合でも，挿管時の呼吸器感染症を予防するため援助を継続する．

・嘔吐反射や咳嗽反射の発生状況により，誤嚥が起こりうることを予測しながら援助を行う．

■ 観察ポイント

S：①援助中の声かけに対する返答の有無と内容

O：①意識レベルの状態に応じた反応の有無

　　②顎関節の動き

　　③口唇や口角の亀裂の有無

　　④食物残渣，歯垢，口臭の有無，舌苔の有無と状況（色・範囲）

経鼻経管栄養（栄養チューブの留置）を している場合

■ 援助時のポイント・根拠

①経鼻経管栄養のチューブが口腔内で丸まっていないかを確認する．

> ▶口腔内で丸まっているのは，チューブが目的の部位に留置されてい ない状態である．この状態で援助を行うと，チューブへの刺激に よる嘔吐の誘発や誤嚥などのおそれがある．

②姿勢はベッドを 30°前後ギャッチアップし，頭部が軽度前屈になる ように整える．

> ▶誤嚥の危険性を回避する姿勢にする．

③援助の前後で，必要に応じて吸引を行う．

> ▶口腔ケアを行うことで唾液の分泌量が増加する．また，洗浄剤など の影響で喀痰（かくたん）が軟化し，喘鳴（ぜんめい）が著明となることから，喉頭や咽頭 の貯留物を必要時吸引する．

④口腔ケアの方法は「意識障害がある場合」(p. 156～157) に準ずる．

■ 留意点

・食物が食道へ逆流しないように，経鼻経管栄養から栄養剤を注入し てから 1～2 時間経過後に援助する．

・嘔吐による誤嚥防止のため，経鼻経管栄養のチューブをできるだけ 刺激しないように援助する．

■ 観察ポイント

S：①チューブがのどに引っかかる感じの有無

②口やのどの乾燥の有無

③痰の貯留の有無，自己排痰はできるか

O：①口腔内でのチューブのたるみの有無

②口腔粘膜の乾燥の有無と程度

③咽頭・喉頭の貯留物の有無と程度

④食物残渣，歯垢，口臭の有無，舌苔の有無と程度（色・範囲）

出血傾向がある場合

■ 援助時のポイント・根拠

①口腔全体を保湿する．

▶口腔内の汚れを軟化させ，除去しやすくする．

②軟らかい歯ブラシを使用し，毛先が歯肉にあたらないようにする．

▶歯肉への刺激を最小限にして，できるだけ出血しないようにする．

③歯がない場合は，スポンジブラシを用いて「意識障害がある場合」
（p. 156〜157）と同じ要領で援助する．

■ 留意点

・出血時は止血したい部位に綿球やガーゼなどをあてて止血を行う．

・圧迫止血を行っても止血できない場合は，医師に報告する．

■ 観察ポイント

S：①出血が続いているか

　　②痛みの有無と程度

O：①出血の有無，部位と程度，止血時間

　　②歯肉の腫脹，発赤，疼痛，潰瘍（かいよう）の有無と程度

義歯を使用している場合

■ 準　備

①義歯専用のブラシと洗浄剤　②義歯の保管容器

■ 援助時のポイント・根拠

①義歯をはずし，保管容器に入れる．

②義歯は**義歯専用ブラシと洗浄剤**を用いて洗浄する．

> ▶義歯の素材はプラスチックであるため，歯磨き粉を利用すると研磨剤の影響で表面に細かい傷ができ，その傷にカンジタ菌などが繁殖しやすくなるため使用しない．

③洗口液で口腔内をすすいでもらう．

④歯肉をマッサージするようにブラッシングする．

　※ブラッシングの方法は「意識障害がある場合」（p. 156〜157）に準ずる．

⑤洗口液で口腔内をすすいでもらう．タオルで口を拭く．

⑥義歯は水を張った保管容器に入れて保管する．

▶義歯の素材はプラスチックであるため，乾燥は変形や破損の原因になる．

■ 留意点

・落下による破損防止のため，義歯は水を張った容器の上で洗浄する．
・歯肉の血行を改善するため，夜間は義歯をはずしておく．

■ 観察ポイント

S：①義歯の使用中の違和感や疼痛の有無・程度

O：①義歯の種類（部分床義歯・総義歯）

②義歯の破損，変質の有無，装着中の義歯は安定しているか

③歯肉の腫脹・疼痛・出血の有無

④残存歯の有無と程度（ぐらつきの有無，齲歯の有無）

⑤食物残渣，歯垢，口臭の有無，舌苔の有無と程度（色・範囲）

9. 整容 ―① 結髪

■ 準 備

①ケープ　②くしまたはブラシ　③髪ゴム

■ 援助時のポイント・根拠

①頭の下にケープを敷く.

▶脱落した毛髪や頭皮の落屑（らくせつ）が，ベッドに付着しないように配慮する.

②くし（またはブラシ）で髪をとかす.
毛先から徐々にときほぐしていく.
頭皮の汚れを除去し，マッサージ効
果が得られるよう，一定の力で頭皮
全体にまんべんなくくしを通す.

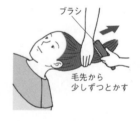

ブラシ

毛先から
少しずつとかす

▶頭皮に過度の牽引力がかからな
いように，少しずつときほぐし
ていく.

③結髪する．患者の希望に沿って髪型を整える．鏡を見せながら実施
する.

▶患者の希望が反映され，整容への意識が高まるようにするため.

▶中央で２つに分ける，あるいは頭髪全体を左右どちらかで１つに
まとめて結髪すると，結び目が枕にあたらず安楽になる.

頭髪の結び方

臥床時に疼痛や不快感を生じることがないよう，ゴムの位置を工夫する．

④ケープを取り除き，後始末をする．脱落した毛髪などをケープの内
側にまとめるように取り除く.脱落した毛髪やふけが，ベッド上に落
ちないように注意し,患者の目に触れないように速やかに処理する．

> ▶毛髪の脱落を目にすることで，精神的な不快感を抱かせないように
> 配慮する.

■ 留意点

・頭皮の状態や，治療内容（抗がん剤投与など）に合わせて，頭皮へ
の刺激の少ないくしや，柔らかいブラシを選択する．
・静電気が生じやすい場合，毛髪を傷めないように木製のくしを使用
するとよい．

■ 観察ポイント

S：①搔痒感や疼痛，不快感の有無と程度
　　②髪型に関する希望や好み，こだわり
　　③爽快感の有無と程度
O：①頭皮の創傷や湿疹の有無と程度
　　②頭髪の汚れやもつれの有無と程度
　　③整髪後の毛髪の脱落の有無と程度

10. 整容─② 髭剃り

■ 準 備

①かみそり　②シェービングフォーム（またはジェル）　③蒸しタオル　④タオルまたはケープ

■ 援助時のポイント・根拠

①襟元をタオルまたはケープで保護する.

　▶襟元を汚染しないように配慮する.

②髭の生えている部分を蒸しタオルで蒸らす.

　▶蒸らしておくと, 髭が柔らかくなり, 剃りやすい. また, 皮膚表面の皮脂が除去される.

③シェービングフォーム（またはジェル）を塗布する.

④髭を剃る. 一方の手で皮膚のしわやたるみを伸展させながら剃る.

　▶皮膚を傷つけたり, 剃り残したりしないよう, 皮膚を平坦にして剃る. 髭が生えている方向に剃る（逆剃りはしない）.

　▶かみそりを皮膚に押し付けず, 刃を立たせないようにする.

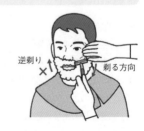

逆剃り　剃る方向

⑤顔面を拭く．蒸しタオルで丁寧に拭き取る．

> ▶シェービングフォームや剃った髭が皮膚表面に残っていると不快
> 感を生じる．

■ 留意点

・かみそり使用時は，看護師自身の手指の損傷を予防するため，ゴム
手袋を装着する．

・かみそりの刃は，繰り返し使用すると切れ味が鈍くなり，皮膚損傷
の原因にもなるため，適宜新しいものに交換して使用する．

・鼻腔カニュラによる酸素吸入中の患者の場合，鼻の下の髭は電気
シェーバーで剃ると短時間で実施できる．また，経皮的動脈血酸素
飽和度をモニタリングしながら，呼吸状態に注意して実施する．

・髭剃り後は化粧水などを塗布し，皮膚の保護に努める．

・髭剃り後は皮膚が傷つきやすいので，強くこすらないように注意す
る．

■ 観察ポイント

S：①蒸しタオルの温度の加減
　　②疼痛や不快感の有無と程度
　　③爽快感の有無と程度

O：①髭剃り後の皮膚の発赤や創傷の有無と程度
　　②寝具や寝衣の汚染の有無と程度

1. 病床の環境整備
(ベッド上に臥床患者がいる場合)

■ 準　備

①粘着テープローラー

②環境清拭用ウェットクロス

③ゴミ袋　④綿毛布またはタオルケット　⑤マスク　⑥ディスポーザブル手袋（未滅菌）

⑦ディスポーザブルエプロン

⑧速乾性手指消毒薬

※④〜⑦は必要に応じて使用する（体位変換を介助で行う, 塵埃（じんあい）が多い, 患者に感染症が疑われる, 免疫機能が低下しているなどの場合).

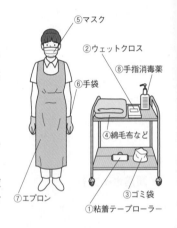

⑤マスク
②ウェットクロス
⑧手指消毒薬
⑥手袋
④綿毛布など
⑦エプロン
③ゴミ袋
①粘着テープローラー

■ 援助時のポイント・根拠

①患者に援助の目的・方法を説明する.

②窓を開け, 声をかけてカーテンを閉める.

　　▶多床室の場合, 同室者にも配慮する.

③患者の免疫機能が低下していたり, 塵埃が多い場合, マスクを着用してもらう.

④体位変換を行う場合，上掛けから綿毛布（タオルケット）に交換する（p. 170 参照）.

⑤ベッドおよび周辺の清掃を行う.

a. 高い位置から低い位置へと順に行う.

　▶埃が舞い落ちるため.

b. 粘着テープローラーでシーツ表面の埃を取り除く.

c. シーツのしわを取り除く（シーツが汚れていれば交換する）.

d. 体位変換を行った場合，患者を仰臥位に戻し，綿毛布から上掛けに戻す（p. 173 の⑨参照）.

e. オーバーベッドテーブル，床頭台（テレビ・冷蔵庫），椅子，ナースコールや電灯のスイッチ，電動ベッドやテレビの操作用リモコン・ベッド柵の埃を拭き取る.

　▶これらの高頻度接触表面は汚染されている可能性が高いため，日常清掃においても消毒清拭が必要である.

f. 環境清拭用ウェットクロスは，一方向に拭き取り，汚れた面を使用しないように面を替えて使う.

⑥ベッド周囲の整理整頓をする.

a. 患者の日用品を整理整頓し，賞味期限切れの食物があれば，患者の反応を確認して了解を得てから廃棄する. 直接口をつけて飲んだペットボトル飲料はその日のうちに飲みきるよう伝える.

b. 使用した尿器やポータブルトイレの後片づけをする.

c. 必要な医療用品の補充や医療器材の点検・整備をする.

d. ナースコールやベッド柵などを適切な位置に置き，ベッドハンドルがあれば突き出ないように収納する.

　▶ベッドからの転落やハンドルにつまずき，転倒するのを防止する.

⑦実施前後には手指消毒や流水と石けんによる手洗いを行い，感染予防に努める.

■ 留意点

・患者の同意と協力を得る.
・騒音に注意して静かに行う.
・塵埃が舞い上がるので換気を行い，併せて保温に留意する.
・プライバシーに留意する.

■ 観察ポイント

S：①寝心地はよいか
　　②必要な物品が手元にあるか
　　③生活しやすい環境であるか
O：①ベッド周囲の埃の有無
　　②ゴミや医療用品が放置されていないか
　　③ナースコールやベッド柵の位置は適切か
　　④使用中の医療機器はきちんと作動しているか

one point　マスクの正しい着脱方法

● 着用のポイント
①ノーズワイヤーを鼻の形に合わせ，隙間がないように密着させる.
②鼻から顎までを覆い，頬の隙間がないようにしっかりフィットさせる.
● はずし方のポイント
ゴムひもを持ち，マスク表面に触れないようにはずす.

▶「マスクをポケットに入れる」などの行為は汚染の拡大につながるため速やかに破棄する.

2. 臥床患者のシーツ交換
（2人で行う場合）

■ 準 備

①下シーツ　②綿毛布またはタオルケット　③粘着テープローラー　④枕カバー　⑤防水シーツ（必要時）　⑥ゴミ袋　⑦ランドリーバッグ　⑧速乾性手指消毒薬　⑨環境清拭用ウェットクロス　⑩マスク　⑪ディスポーザブル手袋（未滅菌）⑫ディスポーザブルエプロン⑬水溶性ランドリーバッグや指定された容器

※⑩～⑫は必要に応じて使用する（例：患者に感染症が疑われる，免疫機能が低下している，排泄物や血液に触れる可能性がある場合）．

※⑬は患者のシーツが排泄物や血液で汚染されている場合に使用する．

▶水溶性ランドリーバッグは，洗濯物に触れることなく洗濯機に投入できるため感染対策となる．

169

■ 援助時のポイント・根拠

①患者に目的・方法を説明する.

　　▶同意と協力を得るため.

②作業環境を整える（ベッドの固定を確認し，作業しやすい高さに調整する．床頭台・椅子の配置，換気を行う）.

③必要時，患者にもマスクをしてもらう（塵埃が多い，免疫機能の低下がある場合など）.

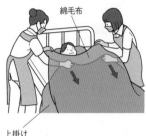

綿毛布の下で
上掛けを足元に向かってはずす

綿毛布

上掛け

④作業しやすいよう上掛けをはずし，綿毛布（タオルケット）をかける.

　　▶保温およびプライバシーを守るため，作業しやすい掛け物に替える.

　a. タオルケットは頭側から足元に向かって掛け，タオルケットの下で上掛けを頭側から足元へとはずしていく.

　　▶患者の耳元で雑音をたてたり，埃を吸い込ませないようにする.

⑤患者を側臥位にし，患者と向き合う看護師が身体を支える（ベッド柵を使用するなどして，より安全に配慮する）.

⑥患者の背部にいる看護師が下シーツ・防水シーツ（必要時）を交換する.

　a. 汚れたシーツ類は，埃や汚れを周囲に広げないように内側に小さく丸めながら，患者の身体の下に軽く入れ込む.

　b. マットレスパッド，マットレス，防水シーツ（必要時）の埃を粘着テープローラーで除去する.

▶マットレスに粘着テープ
　ローラーをかける際に,
　マットレスパッドをまく
　り上げることにより寝床
　内の換気がされる.

ローラーは
①ベッド中心線から外に向かって転がし,
②頭側から足元へと進める.

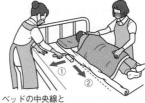

ベッドの中央線と
シーツの中央線を合わせる

c. 新しいシーツを, シーツ
　の中央線とベッドの中央
　線を合わせて患者の背部
　側のみ広げる.

▶布目の縦横をマットレスと揃えることで, ベッドの角を作る際にバ
　イアス（斜めの布目）を効果的に使う.

d. 残り片側分のシーツは扇子折りにしてなるべく汚れたシーツと
　接触しないように患者の身体の下に敷き込む.

▶シーツを反対側から引き出しやすくするため.

e. 新しいシーツ類で患者の背部側を作る. ベッドの角は先に頭側
　を作ってから足元側を作る.

f. 頭側の角を作る場合は足元側の手で, 足元側の角を作る場合は
　頭側の手でマットレスを上げる.

▶マットレスを持ち上げる手とシーツを入れ込む手が交差しないよう
　にするため.

足元側の角を作る場合,
①の手でマットレスを持ち上げ,
②の手でマットレス下のシーツを
たぐり寄せて引っ張りながら,
しわを伸ばして平らに入れる.

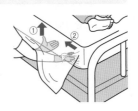

171

g. シーツをマットレスの下に入れる時，手掌を下向きにする．

▶ベッドの金具で手背を損傷しないようにする．

⑦患者を反対側の側臥位に体位変換する．

a. **看護師の立ち位置は入れ替えずに，先にベッドを作った看護師が患者を支える．**

▶看護師の動線を最短にし，効率よく実施するため．

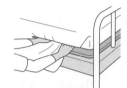
シーツを入れる時，手掌を下向きにする

b. 汚れたシーツと新しいシーツの重なり部分を乗り越えて患者を側臥位にする．

⑧背部側の看護師が汚れたシーツを取り除き，新しいシーツに交換する．

a. 汚れたシーツは頭側から足元に向かって，内側の埃を外に出さないように丸めながら取り除く．

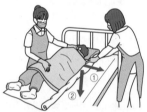
①（新しいシーツを引き出し）頭側のベッドの角を作る
②足元側は対角線上の角に向かってシーツを伸ばして作る

b. マットレスパッド，マットレス，防水シーツ（必要時）の埃を粘着テープローラーで除去する．

c. 看護師はベッドの角に立ち，**下シーツを対角線上に引くことで**しわを伸ばす．

d. ベッド角を作る（p. 171〜172 の⑥-f, g と同様の方法で行う）．

e. ベッド側面のシーツのしわを伸ばしながらマットレスの下に入れる．

▶シーツは縦横方向よりも斜め方向（バイアス）に伸縮性があるので，
伸ばすことにより縮んで，しわができにくくなる．

⑨患者を仰臥位に戻し，綿毛布（タオルケット）の上から上掛けを掛
け，その下でタオルケットを取り除く（p. 170の④-aと同様の方
法で行う）．

⑩枕カバーを交換する（枕に空気を入れ，枕とカバーの角を合わせる）．

⑪終了後は患者の状態を確認し，ベッド周辺の環境を整える（ナース
コールを適切な位置に置く，ベッドの高さを元に戻す，必要に応じ
てベッド柵を上げる，ベッド周囲の埃を拭き取る，窓を閉める）．

⑫実施前後には手指消毒や流水と石けんによる手洗いを行い，感染予
防に努める．

■ 留意点

・患者の健康状態を把握してから始め，実施中は十分に観察を行う．

・患者の体格やADLを考慮して必要な人員を配置する．

・ボディメカニクスを活用し，効率的に実施する（膝を曲げて重心を
低くする，足を前後左右に広げて基底面積を広くとる，看護師の動
線を短くする）．

・一つの動作を行うごとに声をかけ，安心感を与える．

・リネン類は，清潔に取り扱う（手洗い，新旧のシーツが重ならない
ようにする，汚れたシーツは埃が出ないよう小さくまとめる）．

・安楽な体位を工夫する（側臥位時に支える，体位変換は最小限にする）．

・患者に与える振動を最小限にする（マットレスを高く持ち上げない，
看護師同士，タイミングを合わせて行う）．

・患者がベッドにいない時，体調のよい時を見計らい，掛布団を移動
して湿気を取り除くなど寝床の換気を行う．

■ 観察ポイント

S：①寝心地はよいか

　　②疲労の有無と程度

　　③気分不快の有無

O：①バイタルサイン

　　②ベッド周囲の埃の有無

　　③リネン類の汚れの原因とその程度（尿，便，血液，食物）

　　④ナースコールやベッド柵の位置は適切か

　　⑤使用中の医療機器は正しく作動しているか

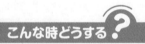

こんな時どうする❓

膀胱留置カテーテル挿入中の臥床患者の場合

■ 援助時のポイント・根拠

①シーツ交換時に閉鎖式導尿バッグやチューブ内の尿が逆流しないように，導尿バッグは膀胱より低い位置を保つ.

　　▶逆行性尿路感染を起こさないようにするため.

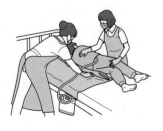

②カテーテルの皮膚への固定やカテーテルとチューブの接続, チューブの走行を確認し, 強い外力が加わらないように注意して行う（チューブをシーツや手で引っかけない, チューブにゆとりをもたせる).

　　▶尿道や膀胱壁の損傷, 尿漏れの原因となるため.

③導尿バッグを膀胱より高く持ち上げなければならない場合は, 一時的にクランプして行い, 終了後はすぐ開放する.

　　▶長時間のチューブ閉塞は, 膀胱壁の過緊張や尿漏れを引き起こす.

④終了後にチューブのねじれ, 尿の流出状態を確認する.

■ 留意点

・チューブのクランプは短時間とし, 膀胱壁の過緊張を防ぐ.
・体動時のチューブの圧迫・屈曲に注意する.

■ 観察ポイント

S：①自覚症状の有無（尿道痛, 不快感, 尿意など）
O：①尿の流出状態と性状
　　②チューブの屈曲, 接続部のはずれの有無
　　③挿入部からの尿漏れの有無
　　④カテーテルの皮膚への固定状態

胸腔ドレーン挿入中の臥床患者の場合

■ 援助時のポイント・根拠

①ドレーン挿入部の固定やドレーンとチューブの接続，チューブの走行を常に確認し，圧迫や強い外力が加わらないように注意して行う（チューブにゆとりをもたせる，取りはずすシーツを丸める時にチューブの走行に注意する，腕でチューブを引っかけないようにする）．

　▶抜去した場合，急激な胸腔内圧の上昇により呼吸困難を引き起こす．

②体位変換時，逆流防止弁の付いていない胸腔ドレーンの場合は安全のため一時的にチューブをクランプして行うことがある．

　▶排液バッグ，チューブが胸腔より高い位置になって排液が逆流するのを防止するため．

③チューブをクランプしなければならない場合は，鉗子2本で行う．

　▶鉗子1本がはずれてしまった場合でも，もう1本の鉗子によりクランプが維持される．

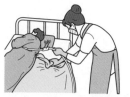

接続部がはずれた場合の安全対策として2本の鉗子を使用する

チューブの位置に注意して行う

④クランプする時は，ガーゼなどでチューブを保護した上からはさむ.

　▶チューブの劣化，損傷を予防するため.

⑤チューブのクランプは極力短時間とし，終了後は速やかに開放する.

　▶胸腔内の陰圧を保つようにするため.

⑥終了後，チューブ内の排液の呼吸性移動や排液の流出状態を確認する.

■ 留意点

・ドレーンの吸引・排液装置は，挿入部位より低い位置に保つ.

・ドレーンやチューブの圧迫・屈曲に注意する.

・チューブをクランプした場合は，終了後に必ず開放を確認する.

・ドレーン固定のはがれや抜去が起こらないよう注意する.

■ 観察ポイント

S：①自覚症状の有無（挿入部痛など）

O：①バイタルサイン

　　②排液の量，性状

　　③ドレーンの固定，ねじれや屈曲の有無

one point

「ドレナージ」とは滲出液，血液，膿などを体外に排出させる方法で，ドレナージに使用する管を「ドレーン」という. ドレーンが挿入される部位には，脳室，胸腔，心囊，胆管，膵管，腹腔（横隔膜下，ウインスロー孔，ダグラス窩など）がある. そのため，チューブに強い圧力をかけず，抜けないようにシーツ交換を行う必要がある. また，シーツ交換終了後は必ず自覚症状の変化（性質・部位・程度）や排液の量・性状の変化の有無を確認する.

1. コミュニケーション・カウンセリング

■ 準　備

①診療録や看護記録　②面接記録用紙　③椅子やスクリーン

※適宜必要性を判断して準備する.

■ 援助時のポイント・根拠

①コミュニケーションは，複数の人々の間の相互作用過程[1]であることを意識して主体的に参加する.

> ▶ある人の体験が，他方の人にも共通の体験として了解されることでコミュニケーションは成り立つ.

②対象者となる患者や家族などと効果的なコミュニケーションをとるために，安心してゆっくり話ができる環境をつくる.

a. 物的環境：温度，明るさ，音，ゆったり座れる椅子，カーテンなどの調整.

b. 人的環境：対象者と看
護師が座る位置や距離
（対人距離）を工夫し，
個人空間（パーソナル
スペース）を確保する.

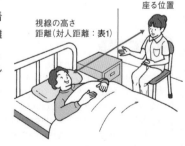

視線の高さ
距離（対人距離：表1）

座る位置

表1　対人距離の分類

(1) **密接距離**（約15〜45cm）：一方が手を伸ばせば相手の身体に届く距離で，互いの人間関係がかなり深まった状態でないと不快に感じる．

(2) **個体距離**（約45〜120cm）：互いに手を伸ばせば両者の手が届く距離で，相手の表情も見ながら会話をすることができる．

(3) **社会距離**（約120〜360cm）：手を伸ばしても容易に相手の身体に届かない距離で，仕事などの個人的でない用件はこの距離で行われる．

(4) **公衆距離**（約360cm以上）：個人的な関係が希薄な距離で，相手の細かな表情は見ることができない．講演会における演者と聴衆者の距離．

（E. T. ホール著，日高敏隆，他訳：かくれた次元. pp.160-181，みすず書房，1970[2] より）

表2　共感的コミュニケーションのスキル

(1) 安心して看護師との対話ができるよう，相手を信頼し，細やかな心配りをする．

(2) タイミングよく合槌(あいづち)をうったり，相手の言うことを要約して本人に伝えたりして，相手の波長に合わせるように応答する．

(3) よく観察し，非言語的表現にも着目する．

(4) 看護師が具体的な判断を示す前に，相手のペースに合わせ，ともに解決策を見出すようにする．

(5) 激励するよりも相手の努力に対し，尊敬と賞賛の気持ちを伝える．

③看護師の関心があることを中心に話すのではなく，対象者が繰り返して話すテーマなど話す内容を注意深く聞きながら，対象者の関心がどこにあるのか情報を得る．

④対象者が「この看護師に聴いてもらいたい，話したい」と思うような信頼関係を築き，共感的なコミュニケーション（表2）を発展させる．

表3　5つの基本感情

(1) **喜び**：期待や要求があり，それが叶えられたり，
　　　　　叶えられそうなときの感情

(2) **不安**：何か期待があり，それがうまくいく見通しがつかない
　　　　　ときの感情

(3) **怒り**：当然こうあるべきという期待がそうならないときの感情

(4) **悲しさ**：期待したいものを失ったり，期待していたものを
　　　　　　あきらめているときの感情

(5) **苦しさ**：期待どおりにいかないことが続いているときの感情

（宗像恒次：看護に役立つヘルスカウンセリング. p. 42, メヂカルフレンド社, 1999 [3] より）

⑤対象者とのかかわりの中で感じた喜びや，悲しみなどの感情を表出
していく．また，対象者が示す態度や，語る内容の背後には，その
もととなる気持ちや感情があることを意識する（表3）．

> ▶コミュニケーションは情報の伝達にとどまるものではない．対象者
> が自分の背後にある感情を知ることで，新たな自分に気づくこと
> もある．感情は自分の本当の期待や要求に気づくための手がかり
> といえる．

⑥言語による伝達に捉われすぎない．また，沈黙や会話が途切れてし
まうことを恐れない（「こんな時どうする？」p. 183〜184 参照）.

> ▶非言語的コミュニケーションは，コミュニケーション全体の60%
> を占めるといわれている．

⑦対象者からの返答がない，尋ねていることとは異なる内容の返答を
される，拒絶や無視をされることもあるが，怖がらず，対象者の感
性に自分の心を向け，合わせていく．

■ 留意点

・コミュニケーションは「人が相互に影響し合うすべてのプロセス」であることをふまえ，一面で捉えた偏った判断にならないようにする.

・カウンセリングは「言語的・非言語的コミュニケーションを通して，相手の行動の変容を援助する人間関係である」[4].　人間関係であるがゆえに，一方的ではなく相互交流的であり，互いの間には信頼感が必要となる.　しかし看護師として，役割上言わなくてはならないこともある事実を心に留めておく.

・コミュニケーション・カウンセリングは自己の知覚，認識が鍵になるため，自己理解が求められる.　自分のことをもっと深く知っていこうとすることが大切で，その深さで対象者のことがわかってくる.

・プロセスレコード（p.182の表4）を用いたり，実習グループメンバーや教員・臨床指導看護師の意見を参考にして，自己のコミュニケーションの傾向を謙虚に振り返り，自己研鑽を積む努力を続ける.

■ 観察ポイント

S：①対象者の感情表現[3]

喜び	：うれしい，満足，幸せ，安心，自信，感謝，感動，充実感
不安	：恐れ，心配，焦り，気がかり，パニック，生命危機の恐怖
怒り	：不満，悔しい，嫌悪感，嫉妬，軽蔑，不信，敵意，攻撃心
悲しさ	：寂しい，虚しい，失望，孤独感，無力感，絶望，喪失感
苦しさ	：つらい，苦痛，しんどい，苦悩

表4　プロセスレコードの一例

記入者氏名：○○　○○　　　　記入日：○○年○月○日

対象者の情報：Aさん、70歳代、女性、アルツハイマー型認知症

場面：Aさんに話しかけているうちに、少しずつAさんが笑顔になった場面

この場面を取り上げた理由：前日まで目も合わせてくれなかったが、この日は会話の途中から目線も合い微笑んでくれたことから、自分のコミュニケーションの何が良かったのかを振り返りたかった。

対象者の言葉・行動	その時の自分の考え	自分の言葉・行動	分析・考察・評価
③私と違う方向を眺めたままで、反応がない。 ⑥声をかけるとくに、じっと私の目を見てくれた。 ⑨私の目を見たまま微笑んでいる。	①今日はAさんと少しでも話がしたいなぁ。 ④今日もやっぱり目線が合わないなぁ。でも諦めずに、もう少し顔に近づいて話してみよう。 ⑦やっと目線が合って嬉しい。	②笑顔でゆっくりAさんに近づきながら、顔の近くで挨拶した。 ⑤Aさんの目線の正面に立って、笑顔で「Aさん、おはようございます。今日はお天気がいいですね」と話しかけた。 ⑧「天気がいいので、私と一緒に散歩に行きませんか」。	前日のAさんは臥床していたが、この日は端座位になっていた。そのためAさんの正面に立って話ができたことから、私の存在を認識してくれたと思った。「天気がいい」という前向きな言葉もAさんにとって心地よく、微笑んでくれたかもしれない。

この場面からの学び：○○○

O：①眼・顔の表情やその変化

　②視線

　③声の大きさ，語気，言葉遣い（独特な言い回し），言いよどみ，涙声

　④服装，髪型，身だしなみ（清潔感）

　⑤姿勢の変化

　⑥ジェスチャー（うなずき，繰り返すアクション，貧乏ゆすり，時計をチラチラ見る）

　⑦看護師からの問いかけに対する回答までの時間（間合い）

　⑧会話のつじつまが合っているか，以前の主張と同じ内容か

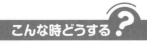

こんな時どうする❓

沈黙が続く場合

■ 援助時のポイント・根拠

①対象者の話を聴くためには，効果的な意味のある沈黙が欠かせない．

> ▶効果的な意味のある沈黙は，対象者を見守り包み込むような「相手をわかりたい」とする努力の時間でもある．また看護師自身が「考える」，対象者に「考えさせる」ための時間でもある[5]．

②沈黙している際には「何か話さなくてはいけない」などと焦らず，対象者に好ましい影響を与えるよう，自分の態度や行動を意識する．

> ▶沈黙している際に看護師が示す態度や行動は，対象者の心理に影響を与える．

看護師の態度・行動	対象者の心理
＜好ましい態度＞ ・目を合わせ少しほほえむ ・話の内容に合った表情をする ・身を乗り出して聴く	・安心して話せるな ・わかってくれているな ・一生懸命聴いてくれるんだな ・もっと話したい ・話す勇気が湧く
＜好ましくない態度＞ ・目を合わさずに下を向く ・凝視する ・メモに集中する ・別の作業をする ・ボールペンをカチカチさせる ・時計を見る	・話す意欲が出ない ・本当の気持ちは言えない ・言いたくない ・何か言われそう ・怖い ・評価されている ・事務的 ・早く言い終えよう

（宗像恒次：看護に役立つヘルスカウンセリング. p.39, メヂカルフレンド社, 1999 [3] を
もとに作図）

■ 留意点

・カウンセリングのプロセスでは，まず対象者は自分の深みにある内
　面（内的経験）に気づく．その後解決すべき問題に向けて，関心や
　具体的行動が外部に向けられる．

> ▶対象者は看護師との相互作用を通して，さまざまな心理的過程「自
> 　己発見・自己認識（葛藤と洞察）⇒ 自己対決 ⇒ 自己受容（安定）
> 　自己選択 ⇒ 自己決定・決断（葛藤と対決）⇒ コミットメント」[6]
> 　を経ると仮定される．

・対象者が看護師とのかかわりの中で，「語ること，聴くこと，考え
　ること，気づかされること」を経験することが大切である．対象者
　の「葛藤」には，『沈黙』という意味のある時間が必要なこともある．

■ 観察ポイント

・p.181，183の「観察ポイント」に準ずる．

認知症のある人とのコミュニケーション
—ユマニチュード ®

■ 援助時のポイント・根拠

　ユマニチュードは「人間らしさを取り戻す」という意味をもつフランス語の造語．フランス人のイヴ・ジネストとロゼット・マレスコッティが開発した，知覚・感情・言語による包括的コミュニケーション技法．日本では2012年から広まり，医療・介護従事者や家族介護者などにより，尊厳を重視したケアが実践されている．

①**基本**：ケアする自分は対象者にとって環境の一部であることを認識し，認知症のある人を尊重したかかわりを通して優しさを伝えることに心がける．

②**見る**：対象者の目線を正面から捉えながら笑顔で近づき，対象者と目が合ったら正面から，水平に，長く，相手の瞳を捉える．これにより，平等・正直・信頼・親密であることのメッセージを対象者に伝える．

③**話す**：目が合ったらすぐに「あなたを大切に思っています」という気持ちを伝えるよう，ポジティブ言葉を用いて，ゆっくりと，優しく，穏やかに話す．　例：「今日はとても顔色がいいですね」「たくさん朝食が食べられて私も嬉しいです」

④**触れる**：目線が合って話し始めたらすぐに，肩や背中をできるだけ広い面積で支えたり，包み込むように優しく触れる．対象者が「自分は大切にされている」と感じられるように，手首や腕を掴んだり，急激な動作をしない．

⑤**包括的コミュニケーション技法**：「見る・話す・触れる」の3つの技術を同時に行いながら，対象者との心地よい穏やかな時間を共有する．

1. エンゼルケア

■ 準　備

【物品の準備】

- **身体の清潔**：①全身清拭用物品　②口腔ケア用具（スポンジブラシ，綿棒，歯ブラシ，ガーゼなど）　③洗髪用物品　④ビニール袋
- **整容**：①着替え衣類（家族の希望で選択）　②くし（ブラシ），髭剃り，化粧用品，爪切り　③エンゼルセット（T字帯，絆創膏，包帯，ハサミ，白布）　④シーツ2枚
- **体液の漏出・臭気防止**：①紙おむつやパッド　②脱脂綿，青梅綿，割り箸（必要時）　③膿盆や便器（必要時）　④保冷剤や氷などの冷却用物品（必要時）
- **感染対策**：①ディスポーザブルガウンと手袋　②マスク　③ゴーグル（必要時）

【家族や親しい人びとへの配慮】

　お別れの時間をとり，エンゼルケアを行う時間や衣類・化粧用品の希望を相談しておく．

■ 援助時のポイント・根拠

①医師の死亡宣告後，医療器具を片付け，患者の寝衣やベッド周囲を整える．

②物品を準備し，**死後硬直前に処置を行うこと**を家族に説明し，患者の着物を準備してもらう．

> ▶通常，死後硬直は死後2～3時間で始まる（早い場合は死後30分
> くらいから始まる．死因や身体的状態，室温によっても異なる）．
> 乳酸が筋のタンパク質を凝固させるので弾力性がなくなり収縮し
> 硬くなり，関節が動きにくくなる．

③ガウン，マスク，手袋を着用する（家族が一緒に行う場合も同様）．

④患者の着衣を取り，貼用されていた絆創膏などを皮膚を傷つけない
ように取り除き，状態によって体腔内の貯留物を排出させる．

> ▶腐敗に伴って発生する水分やガスにより体腔内圧が上昇し，内容
> 物が漏出するのを防ぐためである．便，尿，胃内容物は腸蠕動運
> 動が止まることによって排泄しにくくなる．氷枕などで心窩部や
> 下腹部を冷却することで腐敗を最小限に抑え，体液の漏出を防ぐ
> こともできる．

⑤全身清拭，口腔清拭を行い，状態によって洗髪を行う．

⑥必要時，体腔へ綿を詰めることもある．

> ▶・目的の一つは排泄物や分泌物の漏出による遺体や衣類・リネン
> 　類の汚染防止であるが，紙おむつやパッドを密着させて漏れを
> 　防止できる．
> ・病原菌の飛散による感染を防止すること，顔の外観を整えること
> 　を目的に行われることも多い．脱脂綿は体液の吸収，青梅綿は
> 　漏出防止を目的として使用する．目に触れるところは脱脂綿の
> 　ほうが白く美しくみえるので，青梅綿の後に脱脂綿を詰めるこ
> 　とがある．

⑦創部のガーゼ，絆創膏，包帯を新しいものに換え，T字帯（紙おむ
つ），下着を着けて家族の希望する衣服を着せる．

⑧側臥位にした時に下シーツを交換し，マットレスの下に入れず垂ら
しておく．

⑨枕を入れて手を前胸部で組み合わせる（宗教によって異なる）．

⑩エンゼルメイクをする（男性の場合は髭剃りを含む）．クレンジン

グしながらマッサージすると皮膚の乾燥を防げる．薄く化粧をして顔を整える．

⑪顔に白布を掛け，新しいシーツを掛けて，ベッド周辺を整え患者に拝礼する．

⑫家族に黙礼して退室し，使用物品を片づける．

■ 留意点

・患者には丁寧に接し，敬虔な態度で処置をする．

・家族の気持ちに共感し，家族の言葉に耳を傾ける．

・家族に宗教上の習慣などを聞き，状況をみて一緒にケアを行う．希望しない場合は無理強いしない．

・着物の左前合わせ，ひもの縦結び，手を組ませるなどの従来からのならわしは，一方的に行うのではなく，家族の思いに沿う方向で行う．

・患者の所持品に貴金属類がある場合は，処置前にはずし家族に保管してもらう．

・短時間で終了できるように，できるかぎり看護師2人で行う．

・病棟から霊安室への移送時は，他の人と会わないように配慮し，霊安室からの出棺時はできるかぎりスタッフみんなで見送りをする．

■ 観察ポイント

S：①家族の悲嘆を表す言葉

②家族の処置に対する希望，不満，疑問，満足感を表す言葉

O：①患者の表情は穏やかになっているか

②分泌物の流出，出血はないか

③創部が露出していないか

④詰めた綿花がはみ出していないか

⑤患者は無理のない姿勢で臥床しているか

one point

- 亡くなると皮膚の保湿機能が失われるので，蒸しタオルパックやクレンジング・マッサージをして乳液やクリームで保湿すると，皮膚が柔らかくなり表情が穏やかになる．
- 顔のエンゼルメイクは家族と相談しながら行う．
  生前に愛用していた化粧品を使用するかなど，家族の希望を聞いて行う．
  ファンデーション（できれば油分の多いクリームファンデーション）とパウダーで肌の色を整え，頬紅をつけ，眉を整え，口紅をさし，生前の顔と変わらないように補整する．

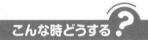

こんな時どうする

中心静脈カテーテルが挿入されている場合

■ 援助時のポイント・根拠

①不用意に中心静脈カテーテルを抜かない．

> ▶心拍が停止すると血管内で血液凝固が始まる．この時に多くの凝固因子が消費されるので，死後は時間の経過とともに出血がみられることが多い．

②抜去しない場合はクレンメで閉じるか，キャップをする．また，吸収パッド付きフィルムドレッシング材などでカバーする．

③抜去した場合は圧迫止血し，医師に縫合してもらう．漏液や出血の可能性がある場合は，ガーゼをあてて粘着性伸縮包帯やポリウレタンフィルムドレッシング材などで圧迫固定する．

浮腫がある場合

■ 援助時のポイント・根拠

①全身清拭時や他の援助時に，強く拭いたり，指で強く圧迫したりしない．メイク時も，ファンデーションは皮膚に置くようにする．

  ▶浮腫がある場合，皮膚は伸展し脆弱になっている．

②死後の処置が終了した後も水分が漏出する場合は，生前に実施していた処置をして対処する（家族にも，退院後はあてていたガーゼやおむつを適宜交換するように説明する）．

■ 留意点

・衣類やリネン類が汚染されないように対処する．

■ 観察ポイント

O：①水分漏出の有無と程度
　　②衣類，リネン類の汚染の有無

1. 役割達成への援助

■ 役割達成への援助を考えるために必要な内容

【ライフサイクルからみた役割】

　人間は誕生から死亡するまで，成長発達に伴った役割を果たしている．しかし，その役割には多様性があり，一つのパターンでは表現できない．ライフサイクルからみた役割をふまえて，患者（対象者）がどのような職業（役割）につき，達成感を感じているのかを考える（図1）．

【家族のライフサイクルからみた役割】

　家族は社会構成の最小単位であり，家族は生活に必要な家事などを分担し，協力し合いながら生活している．この役割分担には多様性があり，一つのパターンでは表現できない．また，家族を構成する成員の成長発達や，社会の中でその家族が置かれている状況によっても変化する（図2）．

■ 援助時のポイント・根拠

【機能障害による役割の変更】

①身体の機能障害がある場合，リハビリテーションの訓練内容を毎日の生活行動に取り入れて援助する．

　▶残存機能を最大限に活用して生活が送れるようにすることは，社会生活における新しい役割を模索するために不可欠である．

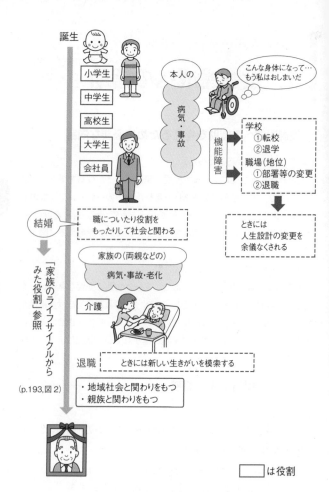

図1　ライフサイクルからみた役割

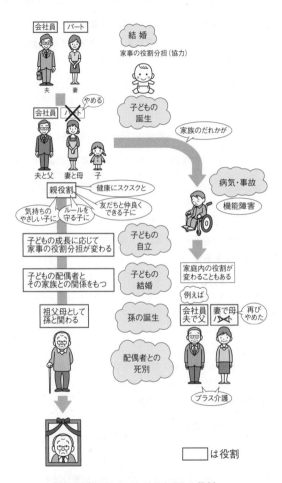

図2 家族のライフサイクルからみた役割

②患者自身が問題であると思っている状況を明らかにしてもらう（できることと，できないことを分ける，解決方法を考えて優先順位をつけることなども含む）．

> ▶機能障害にとらわれて，何もできなくなったと考える患者もいる．患者が自分の状況を客観的に振り返ることは，自己価値の再認識につながる．

③患者の気持ちに共感する（否定や打ち消し，批判をしない）．

> ▶患者の気持ちに共感することは，患者自身が自分の価値を再認識することにつながる．自己価値を否定している状況では，新しい役割の模索はできない（例えば，父親・母親・夫・妻・子ども，会社員・学生などの役割が変化することで感じる「焦り」や「気持ちの落ち込み」などを傾聴する）．

④患者の家族に対する思いを傾聴し，必要であれば患者と家族の思いを話し合う場をもつ．

> ▶患者の職業の変化は，収入や社会的立場だけではなく，家族内の役割の変化にも関わってくる．家族がそれぞれの思いを理解し合い，支え合うことは，患者の家庭生活における充実感につながるため必要になる．

【病気をもつ子どもを育てる・病気をもつ高齢者を介護する】
①新しい役割に必要な知識・技術を指導する．
②患者と家族の都合のよい時に集まってもらう．

> ▶家庭内の役割は毎日の生活に直結する．関係者全員で話し合い役割を決めることで，家族のそれぞれがその役割の必要性を理解し行動に移しやすくなる．

③必要であれば，病院で退院後のリハーサルや試験外泊を行う．

▶リハーサルを行うことで，家族間で決定した内容に問題や無理がないかを確認でき，退院後の生活の見通しが立つ.

④定期的な受診や直接訪問などを通して，生活の状況を確認する.

▶特定の家族が役割を負担するには限界がある. この負担が深刻な健康問題を引き起こす前に定期的な確認を続ける.

■ 留意点

・援助をする時には看護師の価値観を押しつけない.

・必要に応じて，相談（支援）が継続的に受けられるようにする.

・状況の変化（病状・機能障害の悪化，合併症の発生，死別など）が予測される場合，可能であれば情報を提供し，起こりうる状況に対応できるように支援する.

・必要に応じて，利用できる社会資源を紹介する.

■ 観察ポイント

S：①家族内での自分の役割に対する気持ちを表す言葉

②家族との関係（家族に対する思い）を表す言葉

③家族内で問題が起きた場合の解決方法に対する意識

④職種と仕事に対する考え

⑤介護者に対する患者の考え（患者に対する介護者の思い）

⑥自分を肯定しているか（否定していないか）

O：①家族構成

②患者に対する家族の対応（支援の有無と程度）

③誰とどのような対応をしているか

1. 気分転換の援助
（レクリエーション）

■ 準　備

・感染予防（清潔なもの）や安全性が守られる用具

■ 援助時のポイント・根拠

①患者にとって，なぜ気分転換が必要なのか，気分転換をすることの目的は何かを明確にする．つまり「アセスメント ⇒ 必要性や目的を明確にする ⇒ レクリエーションの計画立案 ⇒ 実施 ⇒ 評価」のプロセスが大切となる．

▶レクリエーションに必要となる情報収集の視点
1) 飲食・排泄・移動・更衣の自立度：自力で行える，部分介助，全介助
2) 姿勢の保持：立位や座位のまま安定した姿勢を保持できるか
3) 麻痺の有無と程度：半身麻痺，振戦や冷感の有無
4) 視力・聴力：眼鏡や補聴器使用の有無
5) 会話力・説明に対する理解力：言語障害や失語症の有無
6) 情緒・落ち着き：安定，不安定，日差，日内変動
7) 趣味・性格
8) 安静度：治療のための制限の有無と内容
9) 治療計画：点滴・検査・透析・機能訓練の時間帯
10) 日課やケア計画：散歩・面会時間，入浴・洗髪・保健指導の時間
11) 過去のレクリエーションの経験：種類，参加時の反応，トラウマ
12) レクリエーションの場：個室，多床部屋，デイルーム・食堂・屋上・庭などの利用の可能性
13) レクリエーション参加人数：患者・家族，医療スタッフ，看護学生

---

②レクリエーションの内容や進め方は,情報を分析・解釈したうえで,個々の患者の状況に合わせて計画する（表1）.

表1　レクリエーション内容の例

- ・季節の行事（お正月,ひな祭り,端午の節句,七夕,十五夜,ハロウィン,クリスマスなど）
- ・ゲーム（ふうせん遊び,じゃんけん遊び,けん玉,体操,ダンス）
- ・散歩,園芸,写真撮影
- ・絵画,ぬり絵,切り絵（ちぎり絵）,書道,手芸,工作,陶芸,生け花
- ・あやとり,お手玉,折り紙,おはじき,積み木,カルタ,パズル
- ・詩の朗読,和歌・俳句づくり,写経,読書,絵本を読む
- ・唱歌,コーラス,カラオケ,早口ことば,映画・テレビ・音楽鑑賞
※動物とのふれあい（アニマルセラピー）：感染予防の観点から施設の方針に従う

③レクリエーションにおける活動は,患者の自立に向けた援助であることを忘れない.

④身体面だけでなく心理・社会面においても,レクリエーションに対するリスクマネジメント（危機管理）を重視する.

> ▶レクリエーションは楽しめるだけでなく,安心して参加できるように安全性に配慮する.レクリエーションに伴う危機を予測し,予防・回避すること,また危機発生時には速やかに対応する.

- ・**身体面**：転倒,転落,車椅子からのずり落ち
  - 打撲,切創,誤嚥,感染,疼痛
  - 興奮に伴う血圧上昇や呼吸困難,過度な疲労
  - 点滴・膀胱留置カテーテル・ドレーンの抜去

・心理面：自分の意思に反した不本意な参加

　　　　プライドが傷つく

　　　　不安・不穏に陥る

　　　　他者とのもめ事（集団レクリエーション）

・社会面：私物を使用する場合の経済的な負担

　　　　参加する機会を奪われる（集団レクリエーション）

⑤実施後はレクリエーションを評価する．さらに評価を生かして計画（目的，目標，方法，留意点など）を修正する．

▶レクリエーションを評価する視点
1）計画通り実行できたか
2）個々の患者のレクリエーション目的に合致していたか
3）期待する効果は現れているか
4）患者は満足しているか

じゃんけん遊び

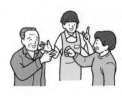

お手玉やおはじきを10個くらい用意する．2人1組（人数調整により看護学生も加わる）になる．まず1人がじゃんけんをし，勝ったチームはお手玉やおはじきを1個もらえる．負けた人は次の人と代わりながら，チームでお手玉の個数を競う．

ふうせんあおぎ

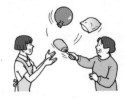

ふうせんや軽いビニール袋を，うちわで床に落ちないようにあおぐ．筋力がある患者の場合は，ふうせんが入る大きさの箱を用意して，的に見立ててもよい．

■ 留意点

・「レクリエーション」と同じような意味で使われる言葉に「アクティビティ」がある．明確に定義することは難しいが「レクリエーション：休養・娯楽，気晴らし」「アクティビティ：活動・活気」の意味がある．

　医療・看護を必要とする患者にとって，療養生活に楽しみを見出しストレスを解消することは，心身の機能回復や闘病意欲を高めることにつながる．

・レクリエーションは個人を対象に行う場合と，2人以上の集団で行う場合がある．集団で実施する場合でも，個々の患者にとってのレクリエーションの参加目的を見失わないように援助する．

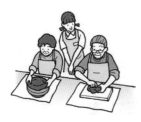

紙粘土

カラー紙粘土を用いて，果物や野菜，花や動物などを作ってみる．見本となるような実物や写真を用意しておくとよい．小麦粉に水を混ぜて粘土状にしたものに，食紅を加えると色の濃さが調整できる．

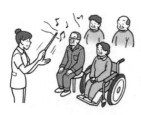

コーラス

患者の好きな歌や童謡などを選び，皆で歌う．または2チームに分かれて，フレーズごとに交互に歌ったり，異なる歌を相手のチームにつられないように，同時に歌う．読みやすい字の大きさの歌詞カードを用意しておくとよい．

S：①感想（ポジティブな発言・ネガティブな発言）

　　②満足度

　　③今後のレクリエーションへの期待（希望）

　　④リスクマネジメントに沿った身体・心理・社会面に関する発言
　　　内容

O：①顔色やバイタルサインなどの一般状態

　　②表情の変化

　　③運動量，身体の動きの変化

　　④疲労度，気疲れの程度

　　⑤リスクマネジメントに沿った身体・心理・社会面の反応

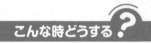

こんな時どうする？

レクリエーションに「回想法」を
取り入れる場合

　「回想法」は，1960年代にアメリカのバトラー（Butler, R, N）ら
が提示した概念．日本では1980年頃から医療などの専門家が療法
として実施し，高齢者が楽しみながら行えるレクリエーション的な活
動として普及している．自らの人生を振り返り，その意味を模索する
ことで，高齢者の生きがいや達成感をもたらす効果が期待できる．

■ 援助時のポイント・根拠

①対象者（高齢者，認知症のある人など）の心身の状態に合わせて，過度の負担にならないプログラム（**表2**）を計画する.

②参加の有無やプログラムの選択は自由意思を尊重し，わかりやすい言葉で説明する.

③開かれた質問（open question）による自発的な発言を待ち，話すことを強要しない.

④対象者の話を傾聴し，前向きな感想を伝えることで楽しい雰囲気をつくる.

⑤わからない内容は素直に対象者に尋ね，話された内容は秘密保持に努める.

⑥実施中は，参加度の積極性や表情・発言内容などを注意深く観察する.

⑦実施後は対象者に聞いた感想や客観的に観察した事実に基づき評価する.

表2　プログラムの一例

> **写真や印刷物を一緒に見る**
> ・対象者の幼少期から青年期時代を反映した写真や印刷物を複数準備し，机に並べる.
> ・興味のあるものを順に選んでもらい，選んだ理由や思い出を話してもらう.
> **子どもの頃の"夏休み"の思い出を語ってもらう**
> ・夏休み中の印象に残っている出来事について自由に話してもらう（絵日記・工作・ラジオ体操・盆踊り・海水浴・花火大会など）.
> ・"夏休み"を，"運動会・合唱大会・修学旅行・家族旅行"などの思い出に換えてもよい.
> **子どもの頃の"大好きな食べもの"を思い浮かべる**
> ・学校給食・家庭料理（母親の味）・家族と出かけた外食，誕生日やお正月等の特別な日のご馳走などについて自由に話してもらう.

1. 教育的支援

■ 目 的

・対象（家族を含む）の健康維持・増進や疾病予防，疾病に伴う自己
管理を目的として行う．

■ 準 備

①対象の年齢・性別，生活環境，家族構成や性格，健康に関する認識，
疾病経験や症状・検査・治療に関する認識，日常生活行動について
情報収集し，学習のニーズを把握する．

②①に応じて学習目標，学習内容，学習方法に関して指導計画を立てる．

③学習方法は時期，時間，場所，順序，学習資源などを①で把握した
対象（家族を含む）に応じて決定する．

④個別・集団指導の利点・欠点をふまえて指導方法を決定する．

	個 別 指 導	集 団 指 導
メリット	・対象者（家族を含む）の個々のニーズに合わせやすい ・プライバシーが守られ，落ち着いた環境で支援できる	・対象者同士の関わりによって，学習意欲の向上を図ることができる ・対象者同士の情報交換によって，共感による安心や不安の軽減を図ることができる
デメリット	・切磋琢磨して取り組む学習姿勢が得られにくい（妥協が生じやすい）	・個々に応じたきめ細やかな支援が実施しにくい． ・対象者同士の関わり方によっては，学習意欲の低下やプライバシーの侵害も予測される

■ 援助時のポイント・根拠

①学習目標をもとに，対象者（家族を含む）とともに具体的な行動目標を設定する．

> ▶患者主体で意欲的に取り組めるよう働きかけ，セルフケアを高めることをねらいとする．

> ▶具体的に行動目標を設定することで，学習効果をみる際の評価基準にできる．

②対象者に合わせていくつかの学習方法（受講，討議，体験学習，ロールプレイ，デモンストレーションを見るなど）を組み合わせて指導する．

③学習内容と対象者の特徴に合わせ，効果を高める学習資源を使う（パンフレットやリーフレット，実際の医療用具や人体モデル，DVDやインターネットなどの視聴覚教材など）

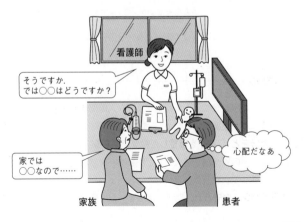

▶学習資源は，対象者（家族を含む）の興味関心があるものや繰り返し使えるものを取り入れると，学習意欲を高められる．

▶パンフレットやリーフレットを作成する場合，専門用語は避け，対象者（家族を含む）の発達段階や特性を考慮して，わかりやすい言葉，文字の大きさや色の調整，イラスト・写真・図表の挿入などを工夫する．

④対象者（家族を含む）の理解度や行動を確認しながら，**段階的に複数回に分けて教育的支援を行う**．

▶1回の学習では生活行動の変容は難しい．達成可能な小さな目標から段階的に到達度を上げて，自己効力感をもちながら取り組めるように支援する．

⑤1回の指導は短時間（30〜60分以内）とし，**学習内容は1〜2つに絞る**．

▶一度に長時間，多くのことを学習すると生活行動の変容に結びつかないことがある．少しずつ学習し，学習成果が得られてから次の学習を行うほうが，患者のセルフケア能力の向上に結びつきやすい．

⑥実施ごとに患者の理解度や生活行動の変容を確認し，効果を評価する．

■ 留意点

・対象者（家族を含む）と看護師が良好な人間関係を保ち，信頼されていることが重要であるため，まずは「教える」という姿勢より「聞く」姿勢をとり，相手を尊重した態度で接する．看護師自身の表情，話し方，声の質や調子や大きさ，服装などが学習効果に影響することを意識してかかわる．

・プライバシーが守られ，明るく落ち着いた，ゆとりのある環境を整

えて指導を行う．机や椅子・マットなどは対象者の特性や学習内容に応じて選択し，学習資源を含む物品は効果をねらって設置する．

・集団指導の場合は，対象者同士のかかわりにも気を配り，自己紹介や簡単なゲームなどのアイスブレイクを取り入れたり，情報交換ができる時間を設けたりする．

・疾病に伴う自己管理を目的とした教育的支援の場合は，対象者（家族を含む）の**不安や心配事の解消**を図りながら行う．

■ 観察ポイント

S：①対象者（家族を含む）の認識や理解度

　　②興味・関心を示す言葉，または不安・心配事などを表す言葉

　　③健康状態を示す発言

O：①対象者の生活行動や家族の行動

　　②健康状態，疾病に伴う検査や治療の経過

one point

- 視覚障害がある場合は，学習資源をCDなどの音響教材，点字のリーフレットやパンフレットなどにする．
- 認知症がある場合は，患者の生活行動に合わせ，患者がその場で確認できる教材（トイレや寝室の位置がわかるように色紙の花をドアにつけたり，洗面所の鏡に「手洗いをする」と書いたポスターを貼るなど）を利用し，患者に寄り添ってそのつど説明し，行動を見守る．必要に応じて，家族などのキーパーソンに対する学習計画も立てる．

1. 内服薬の与薬

■ 準　備

①処方箋（指示書）　②処方された薬剤　③与薬トレイ　④水（微温湯）
入りの薬杯（コップ，吸い飲み）　⑤オブラートやスプーン（必要時）

■ 援助時のポイント・根拠

①処方箋の指示内容を確認し（6R：Six Rights），指示内容が患者に
適しているかアセスメントする.

6 R (Six Rights)；正しい与薬

Right Drug	正しい薬剤名
Right Dose	正しい用量
Right Route	正しい用法（与薬経路）
Right Time	正しい時間
Right Patient	正しい患者
Right Purpose	正しい目的

a. 口腔内の状態，嚥下機能，嘔吐や下痢，咳嗽により服用が困難
ではないか，適した剤型（固形剤，粉末剤，液状剤）か.

b. 薬物アレルギーの有無（既往歴）.

c. 用量は年齢や体重の基準に合っているか.

d. 治療や検査に影響を与えないか（与薬を中止する場合の生体へ
の影響）.

②流水と石鹸による手洗いを行う.

③薬剤の準備を行う（6R により 3 回確認する）.

a. 薬剤保管場所から，患者の薬（袋）を取り出す（1 回目）.

b. 処方箋（指示書）の指示内容と薬剤を確認し（2 回目），1 回分の薬剤を与薬トレイに入れる.

液状剤の場合は，容器内で泡立てないように混和してから，目の高さで 1 回量の目盛りを確認して薬杯に入れる. 容器は患者名や薬剤名が書かれたラベルを上にして注ぎ，いったん注いだ薬液は容器に戻さない.

c. 残りの薬（袋）を，薬剤保管場所に戻す（3 回目）.

d. 自分で確認した後，別の看護師とともに 6R を再度確認する.

▶ダブルチェックの考え方として，1 人で行う方法と 2 人で行う方法がある. いずれの方法も 6 R の視点で確認することが重要となる.

④患者本人であることをフルネームとネームバンドで確認する. 話せる患者の場合は，患者本人にフルネームを言ってもらう.

⑤患者に与薬の目的や作用，服用方法（複数の薬剤がある場合の服用順や服用間隔，噛まないなど），留意事項（食事時間との関連，禁止される食事内容）を具体的に説明する.

⑥上体を起こし座位または半座位にし，誤嚥しにくい体位を整える.

▶仰臥位のままでしか服用できない場合は，顔を横に向かせ頭部を支えて少し挙上すると，咽頭が食道より高い位置になり飲みやすくなる.

⑦自分で服用できる患者には薬剤を手渡して，飲み終わるまでそばで確認する.

▶薬剤が包装されている PTP シートの誤飲を予防するため，PTP シートから薬剤を取り出して渡す.

⑧自分で服用できない患者には介助する.

> ▶服用時の工夫
> ・先に水（微温湯）で口腔内を湿らせると飲みやすい.
> ・散剤の場合は，少量の水を口に含んでおくと薬剤が飛び散りにくくなる.
> ・薬剤の数が多い時は，1個ずつ服用する.
> ・苦みや刺激が強い薬剤や，散剤で飲みにくい場合は，オブラートに包むと飲みやすくなる.

⑨固形剤や粉末剤は，十分な飲水（食道内の薬剤停滞を予防するため，少なくとも100 mLの水が必要）を促す.

⑩患者が薬剤を確実に服用できたか確認する．必要に応じて，口腔内を観察する.

> ▶高齢者など頸部後屈が困難な場合は，看護師が頭部と背部を支えながら上半身をやや後ろ気味にすると口腔内を観察しやすい.

⑪服用した薬剤名，用量，時間を記録する.

⑫薬の作用，副作用，アレルギーなど患者の状態を観察し記録する.

■ 留意点

・薬剤の服用時間・服用方法・保管方法は処方箋の指示どおりに確実に守る.

> ▶薬剤はその効能が十分発揮されるよう考慮した剤型（形状）で作られている．カプセルをはずしてオブラートに包んだり，すり鉢でつぶしたりすることで，目的の部位や時間に溶解できなくなり，薬効が得られなくなる薬剤もある.

薬の服用時間

食前薬	食前 30 分〜1 時間に服用
食後薬	食後 30 分以内に服用
食間薬	食事と食事の間，食後約 2 時間に服用
頓服薬	症状発現時に服用
就寝前	寝る約 30 分前に服用
時間指定	薬物の血中濃度を一定に保つため等間隔で服用．検査の前処置として服用

・劇薬，毒薬，麻薬の取り扱いについては，法律（「医薬品，医療機器等の品質，有効性及び安全性の確保等に関する法律」，「麻薬及び向精神薬取締法」）ならびに施設の規定に準ずる．

劇薬	他の物と区別して保管
毒薬	他の物と区別し，施錠した場所に保管
麻薬	施錠した強固な設備内（固定された金属製の金庫）に保管

・内服薬の空容器（空アンプルや使用後の貼付薬も含む）は薬剤部に返却する．使用中止となった場合，残薬（麻薬が溶解されている点滴バック，注射器に入った麻薬も含む）はすべて薬剤部に返却する．
・処方箋の指示内容に疑問を感じ，患者の安全が損なわれると判断した場合，処方した医師に速やかに確認する．
・治療・検査により食事時間が変更もしくは禁食となる場合の服用方法については，処方した医師に確認する．

▶食事に影響のある薬剤（血糖降下薬など）は服用を中止することが多いが，食事の影響が直接ない薬剤（降圧薬など）は，時間通りに服用することもある．

■ 観察ポイント

S：①薬剤効果の有無と程度

　　②気分不快や苦痛の有無

　　③薬剤服用に対する理解や抵抗感

O：①薬剤効果の有無と程度

　　②副作用症状の有無と程度

　　③誤嚥の有無

院内処方箋の例

患者ＩＤ	012-0095827
患者氏名[*1]	桜井　花子　殿
生年月日	○○○○年3月3日生
年齢・性別	71歳・女性
交付年月日[*2]	○○○○年12月1日
処方医師名	山田太郎
＜処方＞[*3] スルガム錠200 mg 　1回1錠／1日3回／朝昼夕食後／5日分 メイアクトMS錠100 mg 　1回1錠／1日3回／朝昼夕食後／5日分 メジコン錠15 mg 　1回1錠／1日3回／朝昼夕食後／5日分 セレスタミン錠 　1回0.5錠／1日2回／朝夕食後／5日分	
監査薬剤師名：○○○○	
○○市立総合病院	

＜ポイント＞
*1：同姓同名の可能性を考慮する．病棟内に同姓同名患者がいる場合には患者
　　IDや生年月日も確認することが望ましい．
*2：最新の処方であるかを確認する．
*3：用量の表記が1回量であることを確認する．

表　薬剤の種類と特徴

剤型			特徴
経口投与製剤	錠剤		一定の形状の固形の製剤
	カプセル剤		カプセルに充填またはカプセル基剤で被包成形した製剤. 硬カプセル剤と軟カプセル剤がある.
	顆粒剤		粒状にした製剤. 散剤と比較して溶けるのが遅い.
	散剤		粉末状の製剤. 2種以上の粉末を配合することもでき, 薬の量を細かく調節できる.
	経口液剤		液状または流動性のある粘稠なゲル状の製剤
	シロップ剤		糖類または甘味剤を含む粘稠性のある, 液状または固形の製剤
口腔内適用製剤	口腔用錠剤	トローチ剤	薬剤を飲みこんだり, 噛んだりせずに, 口中で唾液により徐々に溶かしながら口腔粘膜・耳鼻粘膜に作用する. 作用時間が長い.
		舌下錠	薬剤を舌の下に置き, 飲みこんだり, 噛んだりせずに唾液で溶かしながら口腔粘膜に分布する血管から吸収させるため, 肝臓を経ずに作用する. 唾液腺導管の開口部付近に置くとより多くの唾液により速やかに溶け, その唾液が口腔内の粘膜を通して吸収されるため, 作用発現時間が早い.
		バッカル錠	薬剤を臼歯と頬との間に挟み, 飲みこんだり, 噛んだりせずに唾液により徐々に溶かしながら, 口腔粘膜から吸収させる. 臼歯と頬との間に挟むのは, なるべく時間をかけてゆっくり吸収させるため.

one point　ポリファーマシー

「ポリファーマシー」とは, 単に服用する薬剤数が多いことではなく, それに関連して薬物有害事象のリスク増加, 服薬過誤, 服薬アドヒアランス低下などの問題につながる状態を指す[1]. 高齢患者の服薬状況を確認し, 薬剤が療養生活に及ぼす影響について他職種(医師・薬剤師)に情報提供する.

2. 坐薬の与薬

■ 準 備

①処方箋（指示書）　②処方された坐薬　③与薬トレイ　④潤滑油（ワセリン，オリーブ油など）　⑤ガーゼ　⑥ディスポーザブル手袋　⑦膿盆（またはゴミ用ビニール袋）　⑧スクリーン，バスタオル（必要時）

■ 援助時のポイント・根拠

①処方箋の指示内容を確認し（6R，p. 206 参照），指示内容が患者に適しているかアセスメントする.

　a. 下痢や肛門周囲の潰瘍，疼痛により坐薬の挿入が困難ではないか.

　b. 薬物アレルギーの有無（既往歴）.

　c. 用量は年齢や体重の基準に合っているか.

②流水と石鹸による手洗いを行う.

③処方箋で指示された坐薬の準備をする（内服薬に準じて 6R により確認する）.

④患者本人であることをフルネームとネームバンドで確認し，話せる患者の場合は患者本人にもフルネームを言ってもらう.

⑤患者に坐薬を用いる目的や作用，注意点（挿入時の体位や口呼吸を行うことへの協力，坐薬の挿入刺激で便意を催すことがあるが，薬剤を吸収させるため排便は我慢すること）を具体的に説明する.

⑥カーテンまたスクリーンを引き，プライバシーに配慮する.

⑦坐薬を挿入しやすいように膝は軽く屈曲し，肛門部を突き出すような側臥位（看護師が右利きの場合は左側臥位）になってもらう．

⑧側臥位をとれない場合は仰臥位とし，看護師が立つ側の反対側の膝を立てると肛門を観察しやすい．

⑨下着をずらし肛門部を露出する．バスタオルなどで不必要な露出を防ぐ．

⑩手袋を装着する．

⑪坐薬を開封し，利き手でガーゼの上から持ち，先端（先がとがっているほう）に潤滑油をつける．

> ▶坐薬は 30℃前後で融解するように固形化されているため，素手で持つと手の温度で溶けてしまう．通常，冷蔵庫で保管する．

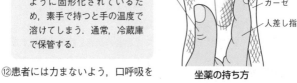

坐薬の持ち方

（坐薬／親指／ガーゼ／人差し指）

⑫患者には力まないよう，口呼吸を促す．

> ▶口呼吸により腹部や肛門括約筋の緊張が緩和され，挿入しやすくなる．

⑬利き手と反対側の母指と示指で肛門を開き，患者の呼気に合わせ，利き手で坐薬を直腸壁に沿わせるように 3〜5 cm 挿入する．

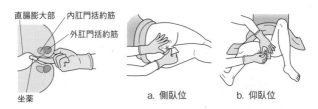

（直腸膨大部／内肛門括約筋／外肛門括約筋／坐薬）

a. 側臥位　　　b. 仰臥位

213

⑭挿入後，坐薬が排出しないようにガーゼで肛門部を1〜2分間押さえる．自分でできる場合には，患者の手を誘導し肛門部を押さえてもらう．

> ▶患者に曲げていた膝を伸展してもらうと，肛門括約筋が収縮し排出されにくい．

⑮ガーゼをはずし，坐薬が挿入されたことを確認する．

⑯はずしたガーゼと手袋を膿盆に入れ，手指消毒を行う．

⑰寝衣を整え，患者を安楽な体位にする．

⑱通常の坐薬は便意を催しても腹圧をかけないよう，下剤は最低5分間は排便を我慢するよう説明する．挿入した坐薬が便とともに排出してしまった場合は，看護師に報告するよう伝える．

⑲挿入した坐薬名，用量，時間を記録する．

⑳薬の作用，副作用，アレルギーなど患者の状態を観察し記録する．

■ 留意点

・薬剤名が同じでも，用量が異なる場合があるため，慎重に確認する（ボルタレン坐薬；ジクロフェナクナトリウムには12.5 mg，25 mg，50 mgがある）．

・坐薬が直腸粘膜から吸収されるには20〜30分間必要である．なるべく排便後か便意のない時に挿入する．

・女性の場合は誤って腟に挿入しないよう，肛門部を目で確認してから挿入する．腟坐薬の場合は，潤滑油は水溶性を用い，挿入後は殿部を高めにした体位にすると排出しにくくなる．

・鎮痛・解熱効果のある坐薬の場合は，挿入後急激な血圧低下を招くことがあるため，全身状態に注意する．

・羞恥心を伴う行為なので，十分な説明とプライバシーの保護に努める．

・使用した手袋やガーゼは，感染性ごみ廃棄容器に破棄し，膿盆は洗浄・消毒する．
・坐薬が途中で出てきた場合，薬剤の目的を考慮した対応をとる．
  排便促進の場合：排便状況を経過観察する．
  抗炎症・解熱・鎮痛の場合：排出時の坐薬の形状を確認のうえ，坐薬の挿入時刻と排出時刻を医師に報告する．

■ 観察ポイント

S：①薬剤効果の有無と程度
　　②気分不快や苦痛の有無
　　③肛門部の疼痛や違和感
　　④坐薬使用に対する理解や抵抗感
O：①薬剤効果の有無と程度
　　②副作用症状の有無と程度

3. その他の与薬
（経皮的与薬，吸入，点眼）

■ 準 備

【共通する使用物品】
①処方箋（指示書）　②処方された薬剤　③トレイ

【点眼用の使用物品】
①ガーゼ　②ディスポーザブル手袋　③膿盆(またはゴミ用ビニール袋)

■ 援助時のポイント・根拠

①処方箋の指示内容を確認し（6R, p.206 参照），指示内容が患者
　に適しているかアセスメントする．
　a. 薬物アレルギーの有無（既往歴）．
　b. 用量は年齢や体重の基準に合っているか．
　c. 投与（皮膚への貼付，吸入，点眼）が可能な状態であるか．
②流水と石鹸による手洗いを行う．
③処方箋で指示された薬剤の準備をする（内服薬に準じて 6R により
　確認する）．
④患者本人であることをフルネームとネームバンドで確認し，話せる
　患者の場合は患者本人にもフルネームを言ってもらう．
⑤与薬する．

　●経皮的与薬（経皮吸収型製剤）の場合
　・貼付部位の皮膚を拭い，清潔にしてから貼付する．付着している
　　水分は十分に取り除く．

貼付部位選定時のポイント

- ・体毛のない部位が望ましい.
- ・創傷や湿疹のない部位を選ぶ.
- ・放射線照射部位は避ける.
- ・貼付による皮膚刺激を避けるため, 貼付場所は毎回変更することが望ましい.
- ・貼付日時を表面に記入する.
- ・前回貼付部位の皮膚の性状(発赤・腫脹・発疹など)や掻痒感の有無も確認する.

薬剤が完全に剥離した場合の対応

- ・新品を貼付し, 医師に報告, 記録に残す(次の貼り替え予定時間に新品を貼付).
- ・貼付後は血中濃度が一過性に上昇する可能性があるため, 注意して患者の症状を観察する.

●吸入の場合

- ・口を大きく開けて薬剤を吸い込み, 鼻から息を吐く.
- ・薬剤の口腔内沈着による副作用を予防するため, 吸入後に含嗽するよう指導する.

●点眼の場合

- ・薬液汚染予防のため, 容器の先端が睫毛に触れないように薬液を滴下する.
- ・薬液が鼻涙管へ流出することを防止するため, 点眼後に1〜5分閉瞼し涙嚢部を圧迫する.
- ・接触性皮膚炎の予防のため, 眼瞼皮膚に付着した薬液は拭き取る.
- ・複数の点眼薬を使用する際には, 5分以上時間をおいてから次の薬剤を滴下する. 点眼順序の指示に従う.

⑥投与した薬剤名，用量，時間を記録する．

▶経皮的与薬の場合は，貼付部位も記録する．

⑦薬の作用，副作用，アレルギーなど患者の状態を観察し記録する．

■ 留意点

・経皮的与薬（経皮吸収型製剤の場合）では，経皮吸収型持続性疼痛治療剤（医療用麻薬）や禁煙補助薬（経皮吸収ニコチン製剤）において，貼付部位の温度が上昇することで薬剤吸収量が増加し，過量投与になる可能性がある．そのため，貼付部位が電気毛布などの熱源に接しないよう注意する．貼付中の熱い温度での入浴も避けることが望ましい．発熱や激しい運動による体温上昇にも注意する．

■ 観察ポイント

S：①薬剤効果の有無と程度
　　②気分不快や苦痛の有無
O：①薬剤効果の有無と程度
　　②副作用症状の有無と程度

4. 注射
（皮下, 筋肉内, 静脈内, 点滴静脈内）

■ 準 備

【共通する使用物品】

①処方箋　②処方された薬剤　③トレイ　④注射器　⑤注射針

⑥アルコール綿　⑦ディスポーザブル手袋　⑧感染性ごみ廃棄容器

⑨膿盆（またはゴミ用ビニール袋）

【静脈内注射の使用物品】

①肘枕　②駆血帯

【点滴静脈内注射の使用物品】

①肘枕　②駆血帯　③点滴セット（成人用1mL＝20滴, 小児用
1mL＝60滴）　④固定用テープ　⑤はさみ　⑥点滴スタンド

⑦閉鎖式輸液システムの側管注用Y字管（ニードルレスコネクター）
もしくは三方活栓（必要時）　⑧延長チューブ（必要時）

【事前準備】

①流水と石鹸による手洗いを行う.

②準備した薬剤を処方箋と照合し, 6R（p.206）を確認する. 6Rの
確認は,「薬剤を取り出す時」「薬剤を吸い上げる時」「吸い上げた後」
の3回行う.

③必要物品を準備する.

　a. 注射針は, 針管の長さと針穴の太さ, 先端の角度, 形状により
　　複数の種類がある. 患者の体格や注射部位, 使用する薬剤の量
　　や濃度に応じて選択する.

　b. 注射針の先端の角度は, 12°と18°の2種類ある.

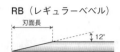

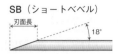

RB（レギュラーベベル）　　　SB（ショートベベル）

注射針の先端の角度

c. 翼状針は針の根元に翼があり，皮膚にテープ固定しやすいため，
一時的に行う点滴静脈内注射に用いることが多い．留置針は，
翼状針と比べ針管が長く，血管内に留置する部分が柔らかいため，
長時間あるいは持続的に点滴静脈内注射を行う場合に用いる．

注射針の種類

ゲージ（G）	外径（mm）	針基の色	用途
18	1.20	桃	輸血
21	0.80	緑	RB 筋肉内注射（油性） SB 静脈内注射
22	0.70	黒	RB 皮下・筋肉内注射 SB 静脈内注射
23	0.60	青	RB 皮下・筋肉内注射 SB 静脈内注射

④手袋を装着する．薬剤の種類によっては，ゴーグルを着用する場合
もある．

⑤注射器の押し子側から滅菌パックを開け，筒先を汚染しないように
取り出す．注射針の操作がしやすいように注射器を把持したまま注
射針の針基側から滅菌パックを開ける．注射器の目盛りと注射針の
刃面の向きを合わせて無菌的に接続し，清潔なトレイに置く．

⑥薬剤を準備する．

a. 準備した薬剤を処方箋と照合し，再び6Rの確認を行う（2回目）．

b. 薬剤を開封し，無菌的に注射器に吸い上げる．

●アンプルに入った薬液の吸い上げ方
①アンプルの頸部を持ち，弧を描くように回す．

> ▶遠心力を利用し，アンプル頭部の薬液を体部に落とす．

②アンプルをカットする．
③アンプルカットした部位に針先が触れないよう留意し，薬液を吸い上げる．アンプル内の薬液が少なくなってきたら，針先が薬液の中に入るようアンプルを傾け，指示量の薬液を注射器に吸い上げる．

●バイアルに入った薬剤の吸い上げ方
①バイアルの蓋を外し，ゴム栓を消毒する．
②注射針の刃面をゴム栓に対し垂直に刺し（コアリング防止），空気または溶解液をバイアル内に入れ，陽圧にする．

> ▶コアリングとは，注射針を斜めに刺したり，回転しながら刺したりすることでゴム栓が削り取られること．ゴム栓が薬液に混入する危険性がある．

③薬剤が完全に溶解したことを確認したらバイアルを逆さにし，針先を薬液の中に入れた状態で，薬液を吸引する．
④薬液を吸い終えたら速やかに注射針をゴム栓から抜く．

c. 注射器内の空気を押し出す．
　①内筒を軽く引き，針管内の薬液を注射器内に落とす．
　②注射器内の空気は，外筒を指ではじく，あるいは注射器を持っている手をもう一方の手で叩くなど振動を与え，上部に集める．
　③注射器を垂直に立て，内筒をゆっくり押し上げて空気を針先まで完全に抜く．

④薬剤が指示量であるか，注射器の目盛りを目の高さにして確認する．

d. リキャップし，準備した薬剤が指示通りであるか，処方箋と照合し6Rの確認を行う（3回目）．

■ 援助時のポイント・根拠

1. 皮下注射・筋肉内注射の場合

①患者本人であるかネームバンドにより確認する．名乗ることができる場合，フルネームを述べてもらう．同姓同名の患者がいる場合は，合わせて生年月日の確認を行う．ネームバンドと薬剤のバーコードを端末で照合して確認を行う場合もある．

②患者に注射の目的・方法を説明し，同意を得る．

> ▶注射は身体侵襲を伴うため，患者は不安や恐怖を感じる．患者の心情に配慮した，丁寧な説明と声かけをする．

③必要時スクリーンあるいはカーテンをして，注射部位を適切に選択する．

> ▶部位は注射方法や薬剤の種類により異なるため，より条件に合った部位，かつ神経や血管の損傷の危険がない部位を選択する．

皮下注射

皮下組織に薬剤を注入する．①ある程度の皮下組織の厚みがある，②血管や神経の分布が少ない部位を選択する．
よく用いられる部位は，肩峰から肘頭を結ぶラインの下（肘頭側）1/3.

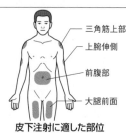

三角筋上部
上腕伸側
前腹部
大腿前面

皮下注射に適した部位

筋肉内注射

筋肉層に薬剤を注入する．①筋肉層が厚い，②大血管や神経の分布が少ない部位を選択する．注射部位は中殿筋や三角筋が選択されることが多い．中殿筋の注射部位の選定方法にはクラークの点，ホッホシュテッターの点，四分三分法の点がある．

クラークの点
上前腸骨棘と上後腸骨棘を結び，3等分した上前腸骨棘側（腹側）1/3の部位．

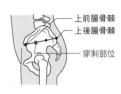

- 上前腸骨棘
- 上後腸骨棘
- 穿刺部位

ホッホシュテッターの点
大転子部に掌の中央をあてる．上前腸骨棘に示指をあて，中指を大きく開いた示指と中指の中央部

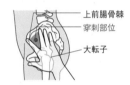

- 上前腸骨棘
- 穿刺部位
- 大転子

三角筋の注射部位選定方法
「①肩峰の3横指下」もしくは「②前腋窩線の頂点と後腋窩線の頂点を結んだ線と肩峰からの垂線の交わる部位」がある．

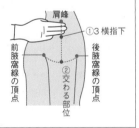

- 肩峰
- ①3横指下
- 前腋窩線の頂点
- 後腋窩線の頂点
- ②交わる部位

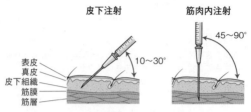

皮下注射　　　　　　筋肉内注射

45〜90°

10〜30°

表皮
真皮
皮下組織
筋膜
筋層

皮膚の構造と針の刺入角度

④アルコール綿で刺入部位の中心から外側へ円を描くように清拭し，皮膚が乾燥するのを待つ．

⑤注射方法に適した角度で，針を刺入する．

⑥神経損傷を起こしていないか，血管内に針を刺入していないか確認する．上記の可能性がある場合は一度針を抜き，新しい注射針に付け替えてから別の部位に刺入する．

> ▶針を刺入した時にしびれを感じた場合，神経損傷を起こしている可能性がある．また，内筒を軽く引いた時に血液の逆流がみられる場合は，針先が血管内に入っている状態である．

⑦薬剤をゆっくりと注入する．

> ▶注射時の疼痛は，組織内に薬剤が広がる刺激により生じる．組織の受ける刺激ができる限り少なくなるよう，ゆっくりと注入する．

⑧薬剤注入後，アルコール綿を構えてから注射針を抜く．注射器と注射針は接続したまま速やかに感染性ごみ廃棄容器に捨てる．

⑨刺入部をアルコール綿の上から押さえ，必要時マッサージを行う．

🔔one point　ペン型注入器を用いたインスリン皮下注射

①手洗いを行う（看護師の場合は手袋を装着する）.

②混濁したインスリンの場合は，手のひらを水平にして容器を回転，もしくはゆっくりと転倒混和する.

③注射針を注入器のゴム部にまっすぐ取り付ける.

④空打ち（針先から少なくとも薬液が1滴出ることを確認）する. 薬液の流路閉塞や故障がないかを確認し，注射針内の空気を除去する.

⑤ダイヤルの数字を回し，投与量を設定する.

⑥刺入部位を消毒し，つまみ上げた皮膚の表面に対して90°の角度で針を穿刺する.

⑦インスリン注入後，10秒程度待機し，注入ボタンを押したまま抜針する. 抜針後，穿刺部位はもまない.

⑧注射針は単回使用とし，速やかに取りはずして感染性ごみ廃棄容器に捨てる.

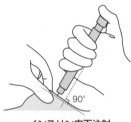

インスリン皮下注射

2. 静脈内注射の場合

①，②は「1. 皮下注射・筋肉内注射の場合」の①，②（p. 222）に準ずる.

③肘枕（必要時）をあて静脈内注射に適した血管（肉眼で十分確認でき，指先で触れた時に，太く，弾力性があり，内腔が太いと思われる血管）を選択する. 前腕では橈側皮静脈，尺側皮静脈，肘正中皮静脈，前腕正中皮静脈がよく用いられる.

④手袋をはめ，注射部位より7〜10 cm程度中枢側に駆血帯を巻く.

⑤注射する腕側の母指を中にして，軽く手を握るよう患者に説明する.

⑥アルコール綿で刺入部位の中心から外側へ円を描くように清拭し，皮膚が乾燥するのを待つ.

⑦利き手で注射器を持ち，反対の手の母指で刺入部末梢側の皮膚を血管の走行と平行になるよう掌側に軽く引き，静脈を固定する．

⑧注射針の刃面を上に向け，注射器を持っているほうの第3～5指を患者の腕の一部に固定し支点にしてから，針の刺入角度が10～20°になるように構え，刺入する．

⑨指先や腕にしびれがないか確認をする．

⑩血管内に針が入った感触がするところまで針を進め，針基に血液の逆流を確認後，駆血帯をはずし，握っていた手を開いてもらう．

⑪刺入しているほうの手はしっかりと固定し，患者の状態を観察しながら反対の手で薬液をゆっくり注入する．

⑫全量注入後，アルコール綿を構えてから抜針し，刺入部の圧迫止血を行う．針ごと注射器を速やかに感染性ごみ廃棄容器に捨てる．

3. 点滴静脈内注射の場合

【事前準備】

①，②は「1．皮下注射・筋肉内注射の場合」の①，②（p. 222）に準ずる．

③点滴剤に点滴セット，側管注用Y字管もしくは三方活栓，延長チューブ，注射針を無菌的に接続する．側管注用Y字管もしくは三方活栓からの汚染は感染症を引き起こす可能性があるため，使用の際は

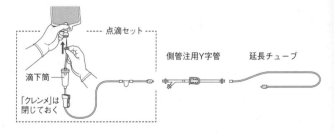

点滴セット

側管注用Y字管　　延長チューブ

滴下筒

「クレンメ」は
閉じておく

　確実に接続部の消毒を行う.

④点滴筒に薬液を満たす.

・点滴セットのクレンメを閉じ,点滴筒をつまんで押し,空気を点滴
　剤内に入れ手を離し,点滴筒の約半分量まで輸液を満たす(A).
　あるいは,点滴筒が逆さになるようにチューブを持ち上げた状態で
　クレンメをゆるめ,輸液が点滴筒の約半分量になったら,クレンメ
　を閉じる(B).

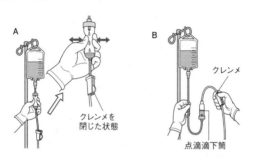

A

クレンメを
閉じた状態

B

クレンメ

点滴滴下筒

⑤クレンメを開き,チューブ内および注射針の先端まで輸液で満たす.

⑥準備した薬剤が指示通りか処方箋と照合し,6Rの確認を行う.

【実施】

①〜⑩は「2.静脈内注射の場合」の①〜⑩(p.225〜226)に準ずる.

⑪刺入した針先を動かさないようにした状態で,クレンメを少し開け,
　滴下の確認を行い,刺入部に腫脹や患者に痛みがないかを確認する.

> ▶滴下が確認されない場合,血管壁に針先が接していることが考えら
> 　れる.針先が動かないように固定し,患者の手の向きを変え,滴
> 　下の確認を行う.

⑫針を固定する.

●注射針・チューブ固定の仕方

a. 注射針の刺入部を清潔に保つようフィルムで保護して固定する.

b. チューブが引っ張られた時に針が抜けないよう，ループをつくり，テープで固定する.

c. テープは，チューブをくるむように固定すると，はがれにくく，抜けにくい.

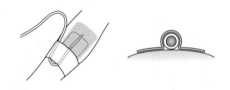

⑬滴下の調整を行う.

> ▶滴下速度＝輸液総量(mL)×1 mL の滴下数／指示時間(分)
> 成人用点滴セットは 1 mL≒20 滴.小児用点滴セットは
> 1 mL≒60 滴で計算する.

⑭輸液中は,適宜患者の観察を行う (p. 231 の「観察ポイント」参照).

【輸液終了時】

⑮手袋を装着する.

⑯クレンメを閉じる.

⑰チューブを固定していたテープをはがし，抜針後，刺入部位を圧迫止血する.

⑱使用した物品を片づける.

a. 使用した注射器，点滴セット，延長チューブ，側管注用 Y 字管もしくは三方活栓は，感染性ごみ廃棄容器に捨てる.

b. 感染の危険性がなくなった時点で手袋をはずす．手袋は，感染性ごみ廃棄容器に捨てる．

🖊 one point 留置針を使用する場合

留置針の構造

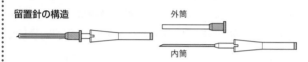

内筒と外筒の2重構造となっている．外筒は軟らかいポリウレタンなどでできており，長時間の点滴を行う場合に適している．

通常の針を用いる場合と異なる点は，以下の通りである．
①事前準備の段階で，針と点滴チューブあるいは延長チューブは接続しない．
②針の穿刺後は，以下の通りに進める．
a. 留置針を穿刺した後，内筒に血液の逆流を確認したら針を2～3mm進め，外筒内に血液の逆流を確認してから，外筒を根元まで進める．
b. 駆血帯をはずす．
c. 皮膚の上から静脈を圧迫し，外筒を押さえながら内筒を抜く．
d. 外筒の先に，延長チューブを接続する．

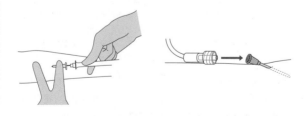

これ以降の手順は，「3. 点滴静脈内注射の場合」の⑪以降（p. 227～228）に準する．

■ 留意点

・与薬に関する医療事故を防ぐため，薬剤の確認は，a. 薬剤を保管場所から取り出す時，b. 薬剤を開ける前，c. 薬剤の容器を破棄する時の最低3回確認を行う．さらに，3回の確認のうち1回はダブルチェックを行う．

・静脈内注射で駆血帯を巻く目的は，局所の静脈血をうっ血させることであり，血液の流れを止めるものではない．そのため，強く締めすぎないように留意する．

・点滴静脈内注射では，実施のたびに針を刺すのではなく，針を留置しておくことが多い．そのため，カテーテルを介した感染症が問題となる．輸液とカテーテルを接続する際は，適切な無菌操作が必須である．

> ▶カテーテル関連血流感染
>・**発生要因**：①皮膚微生物がカテーテルを介して血管内に侵入し，カテーテル先端でコロニーを形成する，②手指や汚染された器具の接触によるカテーテルまたはカテーテルハブの汚染，③他の感染病巣から生じた血行性の播種，④汚染した輸液の投与.
>・**カテーテルの交換頻度**：カテーテルの末梢静脈カテーテルは，72〜96時間よりも頻回に交換する必要はない[2].
>・**輸液ラインの交換頻度**：血液，血液製剤または脂肪乳剤を投与されていない患者では，連続的に使用する輸液セット（二次輸液セットや付属するデバイスを含む）の交換には最低96時間の間隔を設ける．最低限7日ごとに交換する[2].

・抜針後の注射針にリキャップをすることは，誤って自分の指などに針を刺して二次感染を起こす危険がある．**抜針後は，速やかに感染性ごみ廃棄容器に捨てることを習慣化する**.

■観察ポイント

S：①薬剤効果の有無と程度

②針を刺入したことによる，しびれや痛みの有無

③薬剤注入後の自覚症状（掻痒感や咽頭の違和感，呼吸困難感など）の有無

O：①注射部位の皮膚の発赤や腫脹，疼痛，血腫の有無

②副作用症状（アナフィラキシーショック：呼吸困難，嘔気，膨隆疹，血圧低下，意識の混濁など）の有無

③点滴静脈内注射の場合，輸液の滴下状態，輸液チューブの圧迫や屈曲の有無，針の固定状態，接続状態

④注射による合併症（動脈や神経の損傷，関節の損傷や炎症など）の有無

5. 上腕での静脈血採取
（真空採血と直針を用いる場合）

■ 準　備

【使用物品】
①検査指示書　②採血ホルダー　③真空採血管用採血針（21〜22 G,
SB）　④真空採血管　⑤検査ラベル　⑥駆血帯　⑦処置用シーツ
⑧肘枕　⑨アルコール綿　⑩速乾性手指消毒薬　⑪ディスポーザブル
手袋　⑫止血用パッドつき絆創膏　⑬感染性ごみ廃棄容器　⑭ゴミ用
ビニール袋

> ▶採血針は刃面の短い SB（p.220 参照）を用いる．23G より細い
> 針は溶血のおそれがある．

> ▶肘窩で採血する場合は，肘枕を用いて肘を伸展しやすくする．

> ▶血管迷走神経反射（VVR）による意識消失時などの転落を防ぐため，
> 患者には安定した椅子に座ってもらう（背もたれ，および肘掛け
> 付きの椅子が望ましい）．

【事前準備】
①指示書で検査内容（フルネーム・年齢・ID，年月日・時間，検査
　項目など）を確認する．
②上記の使用物品を準備する．採血管が室内温度程度になっているこ
　とを確認する．

> ▶温度差によって生じる圧力差で，採血管内容物が血管内に逆流する
> おそれがある．

■ 援助時のポイント・根拠

①速乾性手指消毒薬による手指消毒，または流水と石鹸による手洗い
　を行う.

②採血管に検査ラベルを貼る（ラベルの情報が読み取りやすく，かつ
　バーコードでの確認がしやすい位置）.

③患者にフルネームを言ってもらい，ネームバンドでも本人確認を行
　う. 再度検査内容を指示書で確認する.

④患者に必要事項を確認するとともに，検査目的・方法を十分に説明
　し，不安を取り除く.

> ▶アルコールやラテックスアレルギーの有無，VVR の既往，抗凝固
> 剤の服用，採血前の条件の遵守，利き手，採血を希望する側の腕
> などを確認する.

> ▶血管迷走神経反射（VVR）の既往がある際はベッドに臥床して行う.
> 急変に備えてバイタルサイン測定用具なども準備しておく.

> ▶アルコール過敏症がある際，グルクロン酸クロルヘキシジンなどの
> 消毒薬を用いる.

⑤患者の肘窩・前腕部などの静脈の視診・触診を行い，安全で穿刺し
　やすい静脈（まっすぐで弾力性があり，駆血により太く怒張する）
　の見当をつける. 拍動がないことを確認し，動脈との鑑別を行う.
　なるべく利き手は避ける.

> ▶採血針による動脈への穿刺および神経損傷を避けやすい部位を選定
> する. 肘窩内側は上腕動脈，正中神経については皮下のかなり浅
> い部位を走行している可能性があるため，なるべく選定しない.

採血に適した部位

上腕の皮静脈の模式図（例）

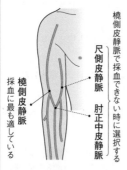

橈側皮静脈で採血できない時に選択する

尺側皮静脈

肘正中皮静脈

橈側皮静脈 採血に最も適している

静脈の走行には個人差があるため，ひとつの型に集約できない．実施の際によく観察して，選択することが重要である．

肘窩付近の断面を末梢側から見た模式図

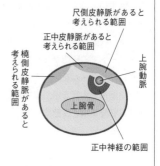

尺側皮静脈があると考えられる範囲

正中皮静脈があると考えられる範囲

橈側皮静脈があると考えられる範囲

上腕動脈

上腕骨

正中神経の範囲

橈側皮静脈は正中神経から比較的遠く，採血に適している．尺側・正中皮静脈は，上腕動脈・正中神経が近く，それらが皮下の浅いところを走行している可能性があり，穿刺には特に注意が必要である．

⑥採血針を採血ホルダーに，安定して固定されるようにセットする．

⑦患者が座位の場合，負担がない範囲で腕を下げ（アームダウン），採血部位が心臓より下の位置になるようにする．

> ▶採血管側の穿刺針と内容物（採血した血液・添加薬物など）との間に空間を保ち，採血管内容物の静脈内への逆流を防ぐ．

⑧手指消毒を行い，手袋を装着する．

⑨採血部位から 7〜10 cm 程度中枢側を駆血帯で駆血する．駆血の時間はできるだけ 1 分を超えないようにする．

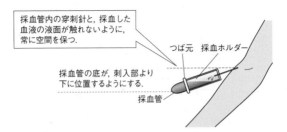

採血管内の穿刺針と，採血した血液の液面が触れないように，常に空間を保つ．

つば元　採血ホルダー

採血管の底が，刺入部より下に位置するようにする．

採血管

アームダウンと採血ホルダー・採血管の位置関係

▶駆血帯は，静脈圧（約 40 mmHg とされる）より高く，動脈圧より低くなる強さで締め，静脈を怒張しやすくする．

▶駆血の時間が 1 分を超えると患者の苦痛が増すだけでなく，血液成分が変性するおそれがある．

⑩採血する腕側の母指を中にして，軽く手を握るよう患者に説明する．

▶上腕の筋肉の収縮で静脈還流が増え，静脈が怒張しやすい．

⑪採血部位を触診により確認し，アルコール綿で清拭する．アルコールが乾いてから針を刺入する．

▶アルコールが皮膚に十分浸透し，かつ刺入部位の清潔度が最も高くなるように，アルコール綿を皮膚に密着させ，刺入部位の中心から外側へ円を描くよう清拭する．

▶アルコールは皮膚表面に十分に拡散・浸潤した後に揮発することで消毒効果が高まる．湿潤したまま行うと，採血時の疼痛が増す，もしくは採取した血液にアルコールが混入して溶血を起こすおそれがある．

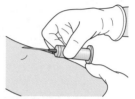

ホルダーの持ち方

a. ホルダーの上下を持つ方法

b. ホルダーの左右を持つ方法

a,bどちらでもよいが，bは採血する静脈に対して刺入角度をより小さくしたい時に適している. 反対の手の母指で，刺入部末梢側の皮膚を軽く引いて静脈を固定している.

---

⑫刺入する静脈の走行に合わせて正面に立ち，採血針のキャップを取って採血ホルダーを利き手で持つ. 反対の手の母指で刺入部末梢側の皮膚を血管の走行と平行になるよう掌側に軽く引き，静脈を固定する.

⑬採血針の刃面を上に向け，採血ホルダーを持っているほうの第3〜5指を患者の腕の一部に固定して支点にしてから，針を皮膚に対して30°以下の角度で，血管の走行に沿って刺入する. 刺入する際は，患者を驚かせないように「少しチクッとします」など適切な声をかける.

⑭神経損傷（電撃痛や指先のしびれ感）の有無や気分を確認する.
刺入時に患者が電撃痛やしびれ感を訴えた場合は速やかに抜針して別の部位で採血を行い，医師に報告し経過を観察する.

> ▶気分不快はVVRが原因と考えられる. その場合，直ちに採血を中止して，安全な体位をとらせ，バイタルサインの確認などの応急処置を行う.

⑮血管内に針が入った**感触**がしたら，刺入角度を皮膚とほぼ平行にして，さらに2〜3mm進める．

▶血管内に針が入ると，急に抵抗がなくなる感触がする．

▶採血針の刺入角度や刺入の長さは，静脈の状態（深さ，太さ，走行，怒張の程度）により調節する．深く刺しすぎると，静脈を突き破ったり，神経損傷を起こしたりするおそれがある．

▶針を刺入したまま血管を探らない．

⑯刺入後は，採血ホルダーを固定したまま反対の手で採血管を持ち，ゴムキャップ部が採血ホルダー内の穿刺針に対してまっすぐになるように押し込む．この時，針が動かないよう採血ホルダーの位置は固定する（採血管内の血液流入状態が見えるように検査ラベルは下向きにする）．

▶採血ホルダーを持ち替えると，血管に刺入した針が動きやすいため，初心者は持ち替えないほうがよい．

▶斜めに押し込むと，ゴムスリーブ（採血管側の穿刺針を覆っているゴムの部分）の側面を刺通し，血液漏出のおそれがある．

⑰血液が流入し始めた後は**採血管を押し込むような力を加えない**．

▶採血管内の圧力が変化し，内容物が静脈に逆流するおそれがある．

⑱血液の流入が止まったら**直ちに**採血管を採血ホルダーから抜去する．

▶直ちに抜去しないと，採血管内から内容物が静脈に逆流するおそれがある．

⑲抗凝固剤や凝固促進剤が添加されている採血管の場合は，5回以上確実に転倒混和する．採血管のキャップには血液が付着している可能性が高いため，触れないように留意する．

  ▶採血管を静かに上下に傾けて行う．勢いよく振ると溶血するおそれがある．

⑳複数の検査がある時には，他の採血管を同様に押し込み採取していく．ゴムスリーブが破損するおそれがあるため，挿入する採血管は1回につき10本以下に留める．

㉑採血管を抜いた後に，駆血帯をはずし，握っていた手を開いてもらう．よく絞ったアルコール綿を構えてから針を抜く．抜針後速やかにアルコールで採血部位を圧迫する．

  ▶採血管を付けたまま駆血帯をはずすと，うっ血していた静脈が急に開放されて「採血管内の圧力＞静脈圧」になり，採血管内の内容物が静脈に逆流するおそれがある．

  ▶アルコールで湿りすぎた綿は，止血を阻害するおそれがある．

㉒採血針はリキャップせず，採血ホルダーからはずさないでそのまま直ちに感染性ごみ廃棄容器に捨てる．

㉓止血用パッドつき絆創膏を貼付し，5分間圧迫した後に，確実に止血したことを確認する．止血しにくい状態にある患者の場合は，刺入部を心臓よりも高い位置に保って止血する．

  ▶止血を妨げないよう，刺入部は揉まない．血液の凝固時間が遷延していることが予測される患者の場合，状況に応じて止血時間を延長する．

㉔手袋をはずし，手指消毒を行う．

㉕患者に終了を告げてねぎらい，気分不快や穿刺部の疼痛がないか確認する．また採血後に皮下出血，血腫，採血部位周囲の疼痛やしびれが出現したら知らせるように伝える．

㉖採血管の患者氏名，実施日時・検査の種類に間違いがないか指示書で確認し，検査室に提出する．

> ▶検体採取後は，検体成分の変性による測定値の変化を防ぐために，速やかに検査室に提出する．

🔖 one point　翼状針の場合

アームダウンの姿勢がとれない臥位での採血や，血管が細く曲がっているような場合は，翼状針付き採血ホルダーで採血する．

a. 翼状針はキャップを取って刃面を上にした方向でウイングの部分を合わせて持ち，刺入する．

b. 翼状針のチューブ内に血液の逆流が確認できたらウイングを皮膚面に広げる．針先が抜けないようにウイングを絆創膏で固定してから，採血管を採血ホルダーに入れ，必要な採血を行う．

> ▶翼状針の場合，吸引した血液が全量採血管に入らず，チューブ内に残ってしまう．凝固検査など採血量の正確さが要求される検査を一番最初に行う際は，1本目にダミーのプレーン採血管（添加物が入っていないもの）を用い，チューブに血液を満たしてから行う．

翼状針の持ち方(誤刺防止装置付き)
カチッとキャップをかぶせるタイプの誤刺防止装置の場合，邪魔にならないところに上げておき，翼状針のウイングの部分を合わせて持つ．刺入方法は直針の場合と同様である．

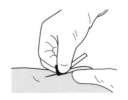

■ 留意点

・点滴実施，麻痺，乳房切除，人工透析のシャント造設，皮膚炎や血腫がある側の腕では採血は行わない．

・採血に失敗したら状況を説明し，2度目までは行わせてもらう．再度失敗したら，患者への心理的影響も考え，別の看護師に交代する．

・感染性ごみ廃棄容器は，廃棄物が7割ほどたまったら，新しい容器と交換する．

▶廃棄容器内の廃棄物が多くなってくると，棄てた針の先端が上を向き，針刺し事故が起きる危険性が高まる．

■ 観察ポイント

S：①検査に対する不安や恐れの訴え

②採血針刺入部の電撃痛や指先のしびれ

③気分不快の有無と程度

④採血後の，採血針刺入部位の疼痛の有無と程度

O：①安全な採血の姿勢をとれるか，また，採血中に体や腕を動かしたりする可能性はないか

②気分不快を示す，表情・しぐさ・顔色など

③バイタルサインの変化

④採血後の，採血針刺入部位の皮下出血，血腫，持続する疼痛やしびれの有無

こんな時どうする？

血管が細くて見えにくい場合

①腕に温タオルをあてたり，腕を湯につけたりして温める．

②ベッド上で臥床している場合，上腕をベッドより低い位置に垂らし，静脈血を末梢に集める．

③駆血帯を装着した後，手首から肘にかけて数回，軽くマッサージする．

誤って動脈に採血針を刺入してしまった場合

①静かに抜針し，刺入部よりやや中枢側の動脈を垂直に 10 分以上圧迫し，止血を確実に行う．

> ▶動脈は，静脈と異なり，血管壁が弾力性に富み拍動があるため，静脈よりも長い時間，強く圧迫止血する必要がある．

②医師に報告し，経過観察する．医師の到着を待って圧迫を解除する．

針刺し事故を起こしてしまった場合

①手袋をはずし，直ちに刺入部から血液を絞り出し流水で洗い流す．

②所属部署の責任者や実習担当教員に事故の状況を速やかに報告し，事故報告書を提出する．

③施設の事故マニュアルに従い，検査や検診を受ける．

6. 医療廃棄物の処理

■ 実施時のポイント・根拠

①病院では特別な処理を必要とするごみが多く排出される．ごみの正しい処理を行うことは，院内感染を防止するとともに，廃棄物処理業者や，周囲の環境の安全を保つ意味でも重要である．

> ▶ごみには，一般廃棄物（一般廃棄物・特別管理一般廃棄物），産業廃棄物（産業廃棄物・特別管理産業廃棄物）がある．

②感染性廃棄物は，特別管理一般廃棄物・特別管理産業廃棄物に相当し，「形状」「排出場所」「感染症の種類」のフローによって分別が判断される．

③フローで判断できないものは，所属部署の責任者に確認する．

④感染性廃棄物は，バイオハザードマーク，または内容物の説明が示してある容器に捨てる．

> ▶非感染性廃棄物であっても，「外見上血液と見分けがつかない輸血用血液製剤等」「血液等が付着していない鋭利なもの（アンプルや破損したガラスくず等を含む）」は感染性廃棄物と同等の扱いとし，その形状に合ったバイオハザードマークの容器に捨てる．

赤：液状，泥状のもの（血液等）
黄：鋭利なもの（注射針，注射針付き注射器，メス等）
橙：固形物（点滴セット，注射シリンジ等のプラスチック類，ガーゼ等の繊維類等）
バイオハザードマークの色による分類と感染性廃棄物の種類

感染性廃棄物の判断フロー

【STEP1：形状】
① 血液・血清・血漿及び精液を含む体液（以下，血液等）
② 病理廃棄物（臓器・組織・皮膚等）
③ 病原体に関連した試験や検査等に用いられたもの
④ 血液等が付着している鋭利なもの（注射針・メス・破損したアンプル・バイアル等）

⇒ YES

⇓ NO

【STEP2：排出場所】
感染症病床（感染症法による一類，二類感染症，新型インフルエンザ等感染症，指定感染症及び新感染症の病床），結核病床，手術室，緊急外来室，集中治療室及び検査室において治療，検査等に使用されたのち排出されたもの

⇒ YES

⇓ NO

【STEP3：感染症の種類】
① 感染症法の一類・二類・三類感染症・新型インフルエンザ等感染症・指定感染症及び新感染症の治療や検査等に使用されたのち排出されたもの
② 感染症法の四類及び五類感染症の治療や検査等に使用されたのち排出された医療器材等*（ただし，紙おむつについては特定の感染症に係るもの等に限る**．）

＊医療器材（注射針，メス，ガラスくず，ピンセット，注射器，カテーテル類，透析等回路，輸液点滴セット，手袋，血液バッグ，リネン類等），衛生材料（ガーゼ，脱脂綿等），標本（検体標本）等．
＊＊インフルエンザ（鳥インフルエンザ・新型インフルエンザ等感染症を除く），伝染性紅斑，レジオネラ症等の患者の紙おむつは，血液等が付着していなければ感染性廃棄物ではない．

⇒ YES

感染性廃棄物＊＊＊

⇓ NO

非感染性廃棄物

＊＊＊ 新型コロナウイルスに係る感染性廃棄物も同様に処理する．

〔環境省：廃棄物処理法に基づく感染性廃棄物処理マニュアル．p.5，令和4年6月3)/環境省：廃棄物処理における新型コロナウイルス感染症対策に関するQ&A令和3年6月3日時点版（医療関係機関等向け）4)をもとに作成〕

7. 血糖測定
（看護師が実施する場合）

■ 準　備

①簡易血糖測定器　②血糖測定用試験紙（チップ）　③穿刺器具と穿刺針　④消毒綿（アルコールまたはヘキシジン）　⑤膿盆（またはゴミ用ビニール袋）　⑥医療廃棄物容器　⑦ディスポーザブル手袋

　▶アルコールアレルギーの有無を事前に確認しておく.

■ 援助時のポイント・根拠

【メディセーフ フィットスマイル™（テルモ）の場合】

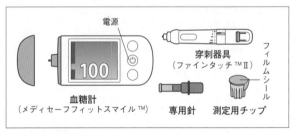

血糖測定器の一例（メディセーフ フィットスマイル™/テルモ）

①使用する前に測定器（血糖計）の点検を行う.
②患者に血糖測定の目的および方法を説明し，同意を得る.
③患者に手洗いをしてもらい，水分をタオルなどで拭き取る.

> ▶穿刺部位は流水で洗い，乾燥させる．穿刺部位に水分が残っていると血液が希釈され，測定値が低く出ることがある．また，果物などの果汁が血液と混ざり，測定値に影響を及ぼすことがある．

④測定器の保護キャップをはずし，電源が入っていることを確認する．

⑤画面に「チップをつける」と表示されていることを確認する．チップのフィルムシールをはがし，チップの先端に直接触れないように測定器の装着部にまっすぐ装着する．

⑥チップのケースをまっすぐ引き抜くようにしてはずす．

> ▶チップは湿度や温度の影響を受けやすいため，湿気のない場所で保管し，使用期限を確認する．

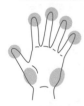

穿刺可能な部位

⑦看護師は手袋を装着する．

⑧穿刺部位を選択する．指の腹の中央部，側部のほかに前腕，手掌などが穿刺可能である．

> ▶指の腹の中央部は毛細血管が発達しているため，正確な測定値が得られやすい．一方で，神経が発達しており，ほかの採血部位に比べて穿刺時の痛みを感じやすい．

> ▶同じ部位に繰り返し穿刺すると皮膚が硬くなるため，測定ごとに穿刺部位を変える．

> ▶血液が出にくい患者の場合は，穿刺前に指先を温めたりマッサージをしたりすると血液が出やすくなる．

⑨穿刺器具のダイヤルを回し，穿刺の深さを調節する．目盛が大きいほど深く穿刺される．患者の皮膚が薄く軟らかい場合は浅く，厚く硬い場合は深く穿刺する．

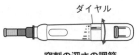

穿刺の深さの調節

⑩穿刺針のキャップをつけたまま，穿刺器具につける．

⑪穿刺針のキャップをねじってはずす．

⑫穿刺部位を消毒綿で消毒し，完全に乾燥させる．

> ▶消毒液が残っていると溶血を起こし，測定値に影響する可能性がある．

⑬穿刺する指を看護師の手で支えるか，机の上に置くなどしてしっかりと固定する．穿刺針が穿刺部位に対して垂直になるように構えてから，穿刺針を軽くあて，穿刺器具のボタンを押して穿刺する．

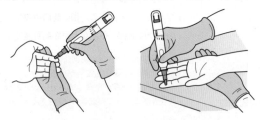

⑭血液を米粒大に出し，測定に必要な血液量を確保する．

> ▶穿刺後，血液を出す時に指先を強く押して血液を搾り出すと，組織液が混入して測定値が低くなることがある．穿刺する指の中枢から末梢に向けて軽く押し出すようにする．

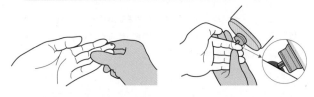

⑮測定器の画面に「血液をつける」と表示されていることを確認した後, 速やかにチップの先端を皮膚に軽くつけ, 血液を吸い込ませる.

> ▶血液は空気に触れると凝固し始めるため, 素早くチップに吸引させる.

> ▶皮膚にチップを強く押し付けると, 血液が吸引されないことがある.

> ▶血液は二度付けしない.

⑯「ピー」と音が鳴ったら, チップの先端を血液から離す. 測定器が自動的に測定を開始する.

⑰穿刺した部位を消毒綿などで押さえ, 圧迫止血する.

⑱再度「ピー」と音が鳴り, 測定値が表示されたら記録する.

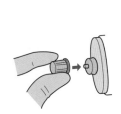

空のチップケースをかぶせる

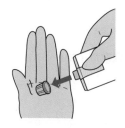

チップをはずす

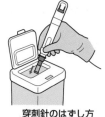

穿刺針のはずし方

⑲空のチップケースをかぶせて使用済みのチップをはずす. 測定器にキャップをかぶせる (電源が切れる).

⑳穿刺針はキャップをかぶせて穿刺器具からはずし, 医療廃棄物容器に廃棄する.

㉑看護師は手袋をはずし, 手洗いを行う.

■ 留意点

・スタンダードプリコーションを遵守する（手洗い，手袋の着用，血液がついたものに触れない）.
・感染予防のため，穿刺針やチップは再利用しない.

> ▶血液の吸引に失敗した場合も，血液や組織液が付着している可能性があり，正確な測定ができないことがあるため，新しいチップを用いる.

・穿刺針やチップは測定機器に合ったものを使用し，必ず使用期限を確認する.
・出血傾向のある患者の場合，止血に注意する.
・測定機器によって操作方法が異なるため，使用前に機器の操作方法を確認する.

■ 観察ポイント

S：①血糖測定に対する不安
　　②穿刺部痛の有無
　　③測定値に対する患者の反応

O：①穿刺部位の状態（皮膚の硬さ，止血の有無）
　　②高血糖，低血糖症状の有無，出現頻度，出現する時間帯
　　③食事療法の状況（食事量，食事時間，食べる順番，間食・中食の有無）
　　④薬物療法の状況（点滴・糖尿病治療薬の有無）
　　⑤運動療法の状況（実施時間，実施内容）

表1 血糖コントロール目標

目標	コントロール目標値[注4]		
	血糖正常化を[注1] 目指す際の目標	合併症予防[注2] のための目標	治療強化が[注3] 困難な際の目標
HbA1c（%）	6.0 未満	7.0 未満	8.0 未満

治療目標は年齢，罹病期間，臓器障害，低血糖の危険性，サポート体制などを考慮して個別に設定する．

注1）適切な食事療法や運動療法だけで達成可能な場合，または薬物療法中でも低血糖などの副作用なく達成可能な場合の目標とする．

注2）合併症予防の観点からHbA1cの目標値を7%未満とする．対応する血糖値としては，空腹時血糖値130 mg/dL未満，食後2時間血糖値180 mg/dL未満を目安とする．

注3）低血糖などの副作用，その他の理由で治療の強化が難しい場合の目標とする．

注4）いずれも成人に対しての目標値であり，また妊娠例は除くものとする．

（日本糖尿病学会編：糖尿病治療ガイド 2022-2023．p. 34, 文光堂, 2022[5]）をもとに作成）

表2 血糖異常の症状とその対処方法

	症状	対処方法
高血糖	・口渇，多飲，多尿 ・易疲労感，体重減少 ・吐き気・嘔吐 ・意識障害・昏睡	・水・お茶などの補給 ・医師の指示に従い，輸液やインスリンの投与を行う
低血糖	● 交感神経刺激症状出現 （一般に 70 mg/dL 以下） ・発汗，不安，動悸，頻脈，手指振戦，顔面蒼白など ● 中枢神経症状出現 （一般に 50 mg/dL 以下） ・頭痛，目のかすみ，眠気，異常行動，発語困難，集中力低下など ● 一般に 30 mg/dL 以下では痙攣，昏睡が出現する	・経口摂取が可能な場合はブドウ糖（10 g）またはブドウ糖を含む飲料水（150〜200 mL）を摂取する．約 15 分後，低血糖が持続する場合は再度同量を摂取する． ・経口摂取が不可能な場合には，ブドウ糖や砂糖を口唇と歯肉の間に塗りつける． また，医師の指示に従い，グルカゴンの筋肉内注射や点鼻薬，ブドウ糖の静脈内注射などを行う．

▶ α-グルコシダーゼ阻害薬服用患者の低血糖対応では，砂糖（ショ糖）などの二糖類では吸収が遅れるため，必ずブドウ糖を摂取する．

近年，持続血糖モニタリング（continuous glucose monitoring；CGM）
やフラッシュグルコースモニタリング（flash glucose monitoring；FGM）
といった間質液中の糖濃度（グルコース値）を持続的に測定する機器が登場し
ている．両者とも専用のセンサーを皮下に留置することで，血糖値に近い値と
して糖の流れを経時的に測定できる．

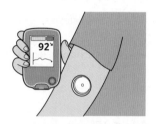

▶ グルコース値は血糖値の推移と比べ，食事をした時や低血糖時
には 10〜20 分程度測定値に時間差が生じるため，症状の観察に
留意する．

▶ 数日〜2 週間センサーを留置しているため，シールによるかぶれ
などの皮膚トラブルが発生することがある．皮膚の状態や掻痒
感の有無などの観察が大切である．

▶ CGM・FGM は，磁気の影響で不具合を生じる可能性があり，
X 線・MRI・CT 検査前にはセンサーを取りはずす必要があるた
め，装着の有無を確認する．

8. フィジカルアセスメント
（視診・触診・打診・聴診）

■ 準 備

①聴診器 ②アルコール綿 ③環境整備（室温の調整，隙間風の防止，カーテンやスクリーンによるプライバシーへの配慮，騒音，照明）
④アセスメント項目により必要な物品（打腱器，音叉，耳鏡，検眼鏡，視力検査表，綿棒，舌圧子，ディスポーザブル手袋など）

> ▶患者には裸になってもらう場面もある．また視診には十分な明るさが必要であり，雑音は聴診の妨げとなる．

■ 援助時のポイント・根拠

①患者を観察（診察）することで得られる情報には**主観的情報**と**客観的情報**がある．

> ・**主観的情報**：患者への「問診」を通して得られる．小児や認知症のある人，意思表示がうまくできない患者は，家族の言葉も重要である．
> ・**客観的情報**：看護師の五感を土台に聴診器などの測定用具を用いて観察（フィジカルイグザミネーション）することで得られる．

②実施前に「目的，所要時間，方法」を説明し了解を得る．直接肌に触れることへの了解や，体位など協力してもらいたい事項も説明する．

③アセスメントは，「視診→触診→打診→聴診」の順で実施する．腹部のアセスメントにおいては，「視診→聴診→触診→打診」の順で行う．

> ▶触診による腸音への影響を避ける．

1. 視診のポイント

ポイント	・患者の身体の中心を意識しながら，左右のバランスを観察する. ・同時に聴覚・嗅覚を用いる.
留意点	・なるべく自然光のもとで観察する. ・観察部位は十分に露出し，他の部分は衣服やバスタオルで覆う.
観察	O：大きさ，形，色，位置，隆起，出血・分泌物の有無，におい

眼瞼結膜（下）

母指で下の結膜を押し下げる

瞳孔反射

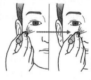

ペンライトの光を眼の外側から内側へと水平に移動する

爪

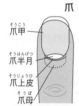

そうこう
爪甲

そうはんげつ
爪半月

そうじょうひ
爪上皮

そうぼ
爪母

・爪の形（変形・損傷），色，厚さ
・角度（ばち状指）
・縦・横の溝，巻き爪の有無と程度

乳房

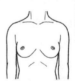

・皮膚の色，表面のくぼみ，ひきつれ
・左右対称性

腹部

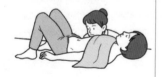

腹筋をゆるめた状態で，横から臍を中心に診る

脊柱

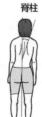

・脊柱の彎曲の有無

・背部の左右の高さ

2. 触診のポイント

ポイント	・観察部位により「手掌・手背・指先,片手・両手」を使い分ける.
留意点	・看護師の爪は短く切り,患者の皮膚損傷を防ぐ. ・手は温めておく.冷たい手は患者の筋緊張を高めるため観察しにくくなり,患者にも苦痛を与える. ・疼痛(圧痛)のある部位は最後に触診する.
観察	O:温度,湿度,位置,大きさ,硬さ,拍動,可動性

触診に用いる手掌の部位

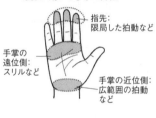

指先:
限局した拍動など

手掌の
遠位側:
スリルなど

手掌の近位側:
広範囲の拍動
など

手背による触診

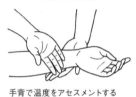

手背で温度をアセスメントする

浅い触診法(腹部)

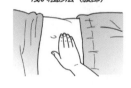

両手での深い触診法(腹部)

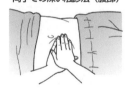

足背動脈の触診

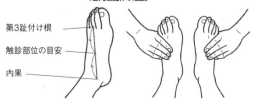

第3趾付け根

触診部位の目安

内果

3. 打診のポイント

ポイント	・身体の一部や器具（打腱器）を用いて身体各部を軽くたたく.
	● **たたく指（利き手の中指）** ・中指を中心に屈曲させる. ・スナップを利かせて指尖部で2〜3回リズミカルにたたき，たたいた後はすぐ離す. ・肩の力を抜いて，前腕を静止させた状態で，手首だけを動かす. ・指の力が弱い場合は，示指と中指（中指と薬指）を揃えて用いる方法もある.
	● **たたかれる指（利き手でない中指）** ・中指全体を伸展させ，患者の皮膚にできるかぎり密着させる. ・他の指や手掌は皮膚に触れない.
留意点	・看護師の爪（特に利き手の中指）は短く切る. ・手は温めておく.
観察	O：臓器の大きさ，密度，圧痛，反射 　（音の高さ，響き，部位による音の変化を観察する）

間接打診法

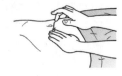 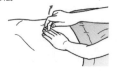

たたく打診
（腎臓の叩打診）

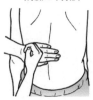

打腱器を用いた打診
（膝蓋腱反射）

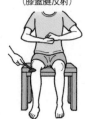

4. 聴診のポイント

ポイント	・イヤーピースを耳孔にしっかり入れる. ・皮膚と聴診器のヘッドは隙間がないように密着させる. ・皮膚に触れるチェストピースは, 冷たくないよう手掌で温める. ・聴診器の導管(チューブ)に, 手や衣服が触れて雑音を拾わないように整える.
留意点	・寒さで筋が緊張しないよう室温に注意する. ・コミュニケーションを通して, 患者の緊張をほぐす. ・静かな環境で行う.
観察	O：心音, 呼吸音, 腸音 O：音の性質：高さ(高・低), 強さ(大・小), 雑音(ゴボゴボ・ヒューヒュー・ガザガザ), 持続時間(持続・断続)

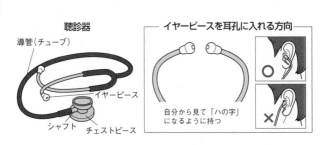

聴診器

導管(チューブ)

イヤーピース

シャフト　チェストピース

イヤーピースを耳孔に入れる方向

自分から見て「ハの字」
になるように持つ

○

×

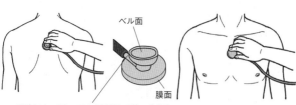

膜面：腸音, 肺音などの
　　　高音域を聴く

ベル面：血管音などの
　　　　低音域を聴く

ベル面

膜面

用途によってシャフトを回転して使い分ける

患者が「息苦しい」「胸がチクチク痛い」「お腹に鈍い痛みがある」と訴える場合

①患者の訴え（症状）は多様

病気がもたらす症状は一つとは限らず，患者はさまざまな症状を抱えながら生活している．

②症状の原因は多様

例えば「浮腫」がある患者も「心臓・腎臓・肝臓またはアレルギーや炎症」など，考えられる原因は一つではない．

③問診からアセスメントは始まる

「浮腫」がある患者に対して，看護師は「問診」によって得られる主観的情報を拠り所にして，視診・触診・打診・聴診へとアセスメントを進め，その原因や緊急性を見極める．

④アセスメントの実際

「息苦しい」と訴える患者に対して，呼吸音を聴診しただけでは，その原因や緊急性はつかめない．チアノーゼの有無・ばち状指になってないか・横隔膜の動きを視診したり，血圧・脈拍・動脈血酸素飽和度を測定することも必要となる．

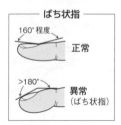

ばち状指

160°程度　正常

>180°　異常（ばち状指）

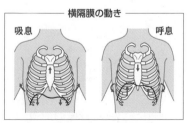

横隔膜の動き

吸息　　　　　呼息

1.「息苦しい」と訴える場合

【肋骨・肋間の同定（触診）】（p. 253 の「触診のポイント」参照）
体表から気管や肺の位置・分岐を知るためには，胸骨や肋骨が指標となる．

①**胸骨角の確認**：胸骨切痕（首の下の窪んだところ）から2cmくらい下まで指でたどると，胸骨角（水平で少し隆起した硬い骨）が触れる．

②**第2肋骨の確認**：胸骨角と第2肋骨は接合しているため，胸骨角から指を水平に滑らせると第2肋骨が触れる．

③**肋間の確認**：第2肋骨の次に触れる骨が第3肋骨であり，第2肋骨と第3肋骨の間の窪みが第2肋間となる．この手順を第4，第5……と繰り返すことで，何番目の肋骨・肋間かがわかる．

④**肩甲骨角の確認**：背面では肋骨はわかりにくい．肩甲下角（肩甲骨のすぐ下の角）が第7肋間〜第8肋骨の位置になるので目安とする．

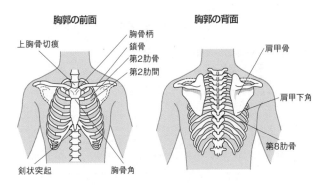

胸郭の前面

上胸骨切痕
胸骨柄
鎖骨
第2肋骨
第2肋間
剣状突起
胸骨角

胸郭の背面

肩甲骨
肩甲下角
第8肋骨

【呼吸音のアセスメント（聴診）】(p. 255 の「聴診のポイント」参照)

①**体位**：呼吸音は前面と背面の両方から聴取する．基本的には座位で行うが，無理な場合は「前面：仰臥位」「背面：側臥位」で行う．

②**呼吸の仕方**：咽頭部で音を鳴らさず，口を開けて少し深め・はやめの呼吸をしてもらう．

③**聴診器**：膜面（皮膚に密着させて使用）を用いる．

④**聴診の位置**：左右対称に上から下に向かって順に聴診器をあてる．1 カ所につき一呼吸以上（呼気と吸気の両方）を聴診する．

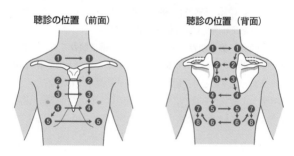

聴診の位置（前面）　　　　聴診の位置（背面）

【呼吸困難の評価】

呼吸困難の程度は，Hugh-Jones の呼吸困難重症度分類で評価できる．

表　Hugh-Jones の呼吸困難重症度分類

Ⅰ度	同年齢の健常者とほとんど同様の労作ができ，歩行，階段昇降も健常者なみにできる
Ⅱ度	同年齢の健常者とほとんど同様の労作ができるが，坂，階段の昇降は健常者なみにはできない
Ⅲ度	平地でさえ健常者なみには歩けないが，自分のペースでなら 1 マイル（1.6 km）以上歩ける
Ⅳ度	休みながらでなければ 50 ヤード（約 46 m）も歩けない
Ⅴ度	会話，衣類の着脱にも息切れを自覚する．息切れのために外出できない

2. 「胸がチクチク痛い」と訴える場合

【心音のアセスメント（聴診）】（p. 255 の「聴診のポイント」参照）

①**体位**：座位または臥位で行う.

②**聴診器の膜面・ベル面の使い方**

膜面（皮膚に密着させる）：正常な心音（高調な音）を聴取	
Ⅰ音	三尖弁，僧帽弁の閉鎖に伴う音
Ⅱ音	大動脈弁，肺動脈弁の閉鎖に伴う音
ベル面（皮膚に軽くあてる）：異常心音（低調な音）が存在していないか，正常な心音との違いを意識しながら聴取	
Ⅲ音	心室の拡張早期に聞かれ，心室の拡張期負荷を表す
Ⅳ音	心室の拡張晩期に聞かれ，心房から心室への血液流入の抵抗を表す

異常心音は低調なため，膜面で聴き取ることは難しい.

③**聴診部位**

僧帽弁領域	左第5肋間と鎖骨中央線の交点	Ⅰ音＞Ⅱ音
三尖弁領域	第5肋間と胸骨左縁	Ⅰ音＞Ⅱ音
エルプ点	第3肋間と胸骨左縁	Ⅰ音＝Ⅱ音
肺動脈弁領域	第2肋間と胸骨左縁	Ⅰ音＜Ⅱ音
大動脈弁領域	第2肋間と胸骨右縁	Ⅰ音＜Ⅱ音

心音の聴診部位

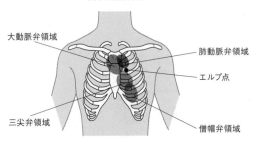

大動脈弁領域

肺動脈弁領域

エルプ点

三尖弁領域

僧帽弁領域

3.「お腹に鈍い痛みがある」と訴える場合

【腹部のアセスメント（聴診・打診・触診）】

1）聴診

打診や触診より先に行う．（p. 255 の「聴診のポイント」参照）

▶触診による腸音への影響を避ける．

①体位：下肢は股関節と膝関節を軽度屈曲し，腹壁の緊張をとる．
②聴診器：腸蠕動音の聴診は膜面を，血管音の聴診はベル面を用いる．
③聴診部位（腸蠕動音の聴診）

a. 腸蠕動音は腹部全体に伝播するので，1 カ所で聴取する．

▶腹部は区分している肺と異なり，1 つの空間の中に臓器が存在する．

b. 推奨されている部位は，腹部全体を臍部中心に 4 区分した時の，右下腹部であり，音の性質と間隔を 1 分間聴取する（7 区分，9 区分する方法もある）．

c. 1 分経過しても聴こえない場合など，腸蠕動音の異常が予測される時は，4 区分すべての部位で最低 5 分間聴診する．4 区分すべてで一度も聴こえない場合に「腸蠕動音消失」と判断できる．

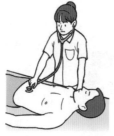

聴診器のあて方

腹部の4区分

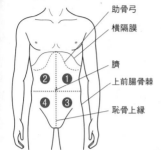

助骨弓
横隔膜
臍
上前腸骨棘
恥骨上縁

腹部の7区分

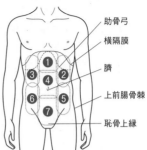

助骨弓
横隔膜
臍
上前腸骨棘
恥骨上縁

腹部の9区分

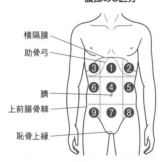

横隔膜
助骨弓
臍
上前腸骨棘
恥骨上縁

2）打診

痛みのある部位は最後に打診する.（p.254の「打診のポイント」参照）

①患者の表情の変化や痛みの有無などを観察しながら行う.

②打診の部位は決められた順番はないが，見落としがないように毎回自分が行いやすい順番を決めておくとよい.

打診順序の一例

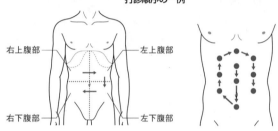

右上腹部 ——— 左上腹部

右下腹部 ——— 左下腹部

③腹部全体の臓器〔肝臓，胃，小腸，結腸（上行・横行・下行・S状）〕の位置と形態をイメージしながら打診する.

④音の強さ・性質・長さ，部位による音の変化を観察する.

音の種類	音の性質	臓器
濁音 （半濁音）	詰まった音で響かない 空気が少なくこもった音	便の貯留している腸管 尿が充満した膀胱・腫瘍 肝臓・脾臓・心臓
共鳴音	よく響く音 一部が空気で，一部が 実組織による音	正常な肺
鼓音	「ポンポン」と太鼓の ような音	胃・空の膀胱 ガスが貯留している腸管

3) 触診

痛みのある部位は最後に触診する.（p.253の「触診のポイント」参照）

①**事前の準備・説明**：触診の前に排尿を済ませてもらう. 腹部全体（鼠径部まで）を露出してもらうため, バスタオルで覆い, プライバシーを保つ. 触診中, 痛みや不快を感じた場合, 遠慮なくすぐ訴えるよう説明する.

②**体位・呼吸のしかた**：患者には両膝を軽く曲げてゆっくりした腹式呼吸をしてもらい, 腹壁の緊張をとる.

③**聴診の部位**：決められた順番はないが, 見落としがないように毎回自分が行いやすい順番を決めておくとよい（たとえば右上腹部から時計回りとするなど）.

④腹部の深い触診は患者に苦痛を与える可能性もあるため, 観察部位は最小限にする. 浅い触診から始め, 徐々に深い部分に触れていく.

⑤患者の表情の変化や痛みの有無などを観察しながら行う.

浅い触診	深い触診
方法：指の腹から指の付け根の全体で, 皮膚が 1〜2 cm 沈む程度に腹壁に軽く触れる	**方法**：浅い触診と同様の手の使い方で 4〜5 cm 沈む程度に腹壁を押す. 両手を使う場合は利き手を下にする.
観察ポイント：温度・湿度, 皮膚の弾性, 圧痛, 腫瘤, 便の貯留	**観察ポイント**：圧痛, 腫瘤（可動性）

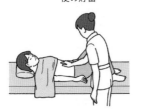

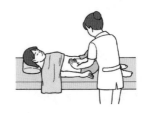

1 主要な検査項目と基準値

表1 主要な血液検査項目と基準値

項目		基準値
赤血球（RBC）		男性：435～555 万 /μL
		女性：386～492 万 /μL
ヘモグロビン（Hb）		男性：13.7～16.8 g/dL
		女性：11.6～14.8 g/dL
ヘマトクリット（Ht）		男性：40.7～50.1 %
		女性：35.1～44.4 %
赤血球恒数	MCV	83.6～98.2 fL
	MCH	27.5～33.2 pg
	MCHC	31.7～35.3 g/dL（%）
白血球（WBC）		3,300～8,600 /μL
血小板（PLT）		15.8～34.8 万 /μL
白血球分画	好中球（N）	40～70（%）
	好酸球（Eo）	0.2～6.8（%）
	リンパ球（Ly）	26.2～46.6（%）
	単球（Mo）	2.3～7.7（%）
	好塩基球（Ba）	0.0～1.0（%）
血清総タンパク（TP）		6.6～8.1 g/dL
血清アルブミン		4.1～5.1 g/dL
血清タンパク分画	アルブミン	53.9～66.9 %
	α_1 グロブリン	2.1～4.4 %
	α_2 グロブリン	4.8～9.3 %
	β グロブリン	9.0～14.5 %
	γ グロブリン	12.4～23.6 %
C 反応性タンパク（CRP）		0.00～0.14 mg/dL

項目	基準値
血清ナトリウム（Na）	138〜145 mmol/L
血清カリウム（K）	3.6〜4.8 mmol/L
血清クロール（CL）	101〜108 mmol/L
血清カルシウム（Ca）	8.8〜10.1 mg/dL
血清リン（P）	2.7〜4.6 mg/dL
血清鉄（Fe）	40〜188 µg/dL
血清マグネシウム（Mg）	1.7〜2.6 mg/dL
総コレステロール（TC）	142〜248 mg/dL
HDL コレステロール（HDL-C）	男性：38〜90 mg/dL
	女性：48〜103 mg/dL
LDL コレステロール（LDL-C）	65〜163 mg/dL
中性脂肪（トリグリセリド；TG）	男性：40〜234 mg/dL
	女性：30〜117 mg/dL
血清尿素窒素（BUN, UN）	8〜20 mg/dL
血清クレアチニン（Cr）	男性：0.65〜1.07 mg/dL
	女性：0.46〜0.79 mg/dL
血清尿酸（UA）	男性：3.7〜7.8 mg/dL
	女性：2.6〜5.5 mg/dL
血清ビリルビン（Bil）	総ビリルビン：0.4〜1.5 mg/dL
	直接ビリルビン：0.0〜0.3 mg/dL
アンモニア（NH₃）	30〜86 µg/dL（直接比色法）
血糖（空腹時）	73〜109 mg/dL
糖化ヘモグロビン（HbA1c）	4.9〜6.0 %
AST（GOT）	13〜30 U/L
ALT（GPT）	男性：10〜42 U/L
	女性：7〜23 U/L
乳酸脱水素酵素（LDH）	124〜222 U/L

表2 主要な尿検査項目と基準値

項目	基準値
尿量	成人：1,000～1,500 mL/日
尿比重	1.002～1.030
尿pH	4.4～7.5
尿タンパク	（－）～（±）
尿糖	（－）
尿潜血	（－）
尿ビリルビン	（－）
ウロビリノーゲン	（±）～（＋）
ケトン体	（－）

表3 主要な便検査項目と基準値

項目	基準値
便潜血反応	（－）
寄生虫	（－）

表4 身体計測による栄養状態の計算式

指標		計算式	標準値
BMI（body mass index）		体重（kg）/身長（m）^{2}	18.5～25
成人の標準体重	BMI=22となる標準体重	身長（m）^{2}×22	
	ブローカ（Broca）法	身長（cm）－100	
	ブローカ法の日本人への適応	（身長（cm）－100）×0.9	
小児の発育指数	カウプ（Kaup）指数	体重（g）/身長（cm）^{2}×10	15～19
	ローレル（Rohrer）指数	体重（kg）/身長（cm）^{3}×10^7	120～130
	肥満度	$\dfrac{実測体重（kg）－標準体重（kg）}{標準体重（kg）}×100$	±15%以内（<6歳未満）±20%以内（6～18歳未満）

2 形態機能図

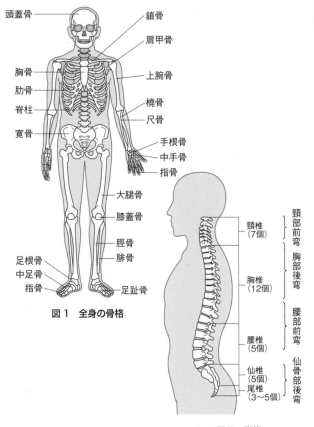

図1 全身の骨格

頭蓋骨
鎖骨
肩甲骨
胸骨
肋骨
脊柱
寛骨
上腕骨
橈骨
尺骨
手根骨
中手骨
指骨
大腿骨
膝蓋骨
脛骨
腓骨
足根骨
中足骨
指骨
足趾骨

頸椎
（7個）
胸椎
（12個）
腰椎
（5個）
仙椎
（5個）
尾椎
（3〜5個）

頸部前弯
胸部後弯
腰部前弯
仙骨部後弯

図2 脊椎

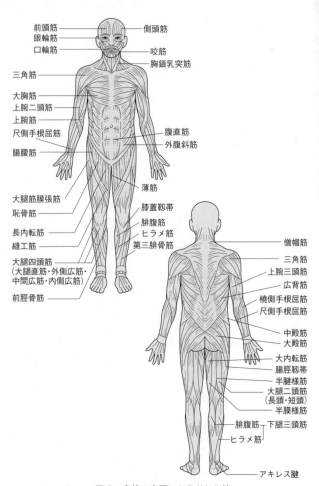

図3　身体の表層にあるおもな筋

前頭筋
眼輪筋
口輪筋
側頭筋
咬筋
胸鎖乳突筋
三角筋
大胸筋
上腕二頭筋
上腕筋
尺側手根屈筋
腸腰筋
腹直筋
外腹斜筋
薄筋
大腿筋膜張筋
恥骨筋
膝蓋靭帯
腓腹筋
ヒラメ筋
第三腓骨筋
長内転筋
縫工筋
大腿四頭筋
（大腿直筋・外側広筋・
中間広筋・内側広筋）
前脛骨筋

僧帽筋
三角筋
上腕三頭筋
広背筋
橈側手根屈筋
尺側手根屈筋
中殿筋
大殿筋
大内転筋
腸脛靭帯
半腱様筋
大腿二頭筋
（長頭・短頭）
半膜様筋
腓腹筋　下腿三頭筋
ヒラメ筋
アキレス腱

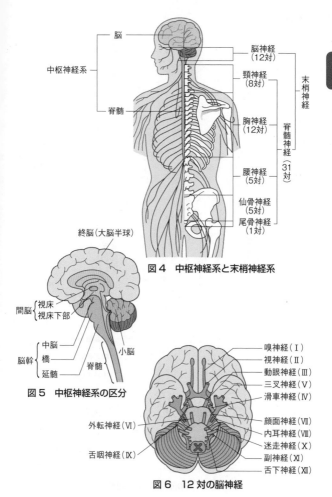

脳

中枢神経系

脊髄

脳神経
（12対）

頸神経
（8対）

胸神経
（12対）

腰神経
（5対）

仙骨神経
（5対）

尾骨神経
（1対）

末梢神経

脊髄神経（31対）

図4　中枢神経系と末梢神経系

終脳（大脳半球）

間脳〔視床
　　　視床下部

中脳
橋
延髄

脳幹

小脳

脊髄

図5　中枢神経系の区分

嗅神経（Ⅰ）
視神経（Ⅱ）
動眼神経（Ⅲ）
三叉神経（Ⅴ）
滑車神経（Ⅳ）

外転神経（Ⅵ）

舌咽神経（Ⅸ）

顔面神経（Ⅶ）
内耳神経（Ⅷ）
迷走神経（Ⅹ）
副神経（Ⅺ）
舌下神経（Ⅻ）

図6　12対の脳神経

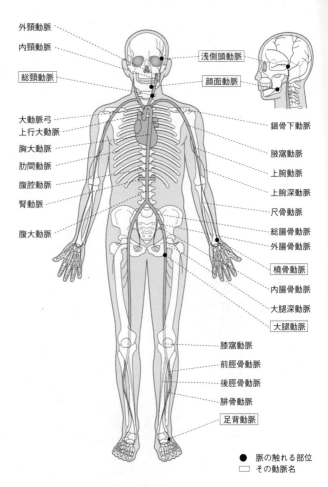

外頸動脈
内頸動脈
総頸動脈
浅側頭動脈
顔面動脈

大動脈弓
上行大動脈
胸大動脈
肋間動脈
腹腔動脈
腎動脈
腹大動脈

鎖骨下動脈
腋窩動脈
上腕動脈
上腕深動脈
尺骨動脈
総腸骨動脈
外腸骨動脈
橈骨動脈
内腸骨動脈
大腿深動脈
大腿動脈

膝窩動脈
前脛骨動脈
後脛骨動脈
腓骨動脈
足背動脈

● 脈の触れる部位
▢ その動脈名

図7 体循環系のおもな動脈

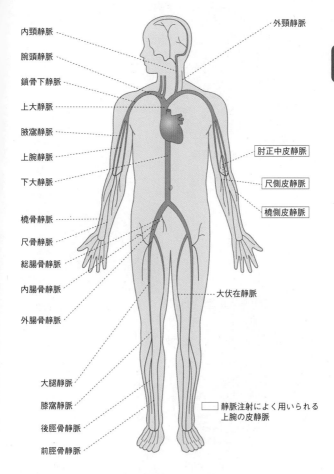

内頸静脈

腕頭静脈

鎖骨下静脈

上大静脈

腋窩静脈

上腕静脈

下大静脈

橈骨静脈

尺骨静脈

総腸骨静脈

内腸骨静脈

外腸骨静脈

大腿静脈

膝窩静脈

後脛骨静脈

前脛骨静脈

外頸静脈

肘正中皮静脈

尺側皮静脈

橈側皮静脈

大伏在静脈

▢ 静脈注射によく用いられる
上腕の皮静脈

図8 体循環系のおもな静脈

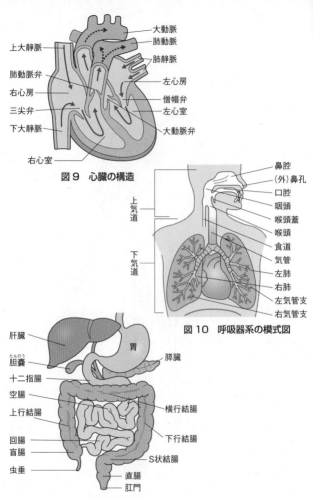

図9　心臓の構造

大動脈
肺動脈
肺静脈
左心房
僧帽弁
左心室
大動脈弁

上大静脈
肺動脈弁
右心房
三尖弁
下大静脈
右心室

鼻腔
(外)鼻孔
口腔
咽頭
喉頭蓋
喉頭
食道
気管
左肺
右肺
左気管支
右気管支

上気道
下気道

図10　呼吸器系の模式図

肝臓
胆嚢
十二指腸
空腸
上行結腸
回腸
盲腸
虫垂

胃
膵臓
横行結腸
下行結腸
S状結腸
直腸
肛門

図11　小腸と大腸の構造

272

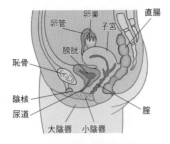

図 12　女性生殖器の構造

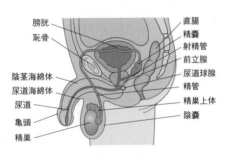

図 13　男性生殖器の構造

文献

第1章

1) 日本高血圧学会編：高血圧治療ガイドライン2019. p.18, 日本高血圧学会, 2019.
2) 日本呼吸ケア・リハビリテーション学会, 日本呼吸器学会編：酸素療法マニュアル. p.33, メディカルレビュー社, 2017.
3) 秋田弥生, 他：酸素吸入.「Photo & Movie 臨床看護技術パーフェクトナビ」. 猪又克子, 他監修, pp.176-188, 学研, 2008.
4) 文献2 p.97.
5) 文献2 p.103.

第3章

1) ユニ・チャーム：排泄ケアナビ 自立排泄の重要性.
   https://www.carenavi.jp/ja/basic/about/jiritsuhaisetsu/03.html
   （2023/2/10アクセス）

第10章

1) 長谷川 浩：看護のための臨床心理学. pp.38-39, 看護医学出版, 1986.
2) E.T. ホール著, 日高敏隆, 他訳：かくれた次元. pp.160-181, みすず書房, 1970.
3) 宗像恒次：看護に役立つヘルスカウンセリング. p.39, pp.41-43, メヂカルフレンド社, 1999.
4) 國分康孝：カウンセリングの理論. p.5, 誠信書房, 1965.
5) 村本淳子, 他：真のコミュニケーションを求めて―現代のコミュニケーション理論と看護実践の接点―. 東京女子医科大学看護短期大学研究紀要, 18：28, 1996.
6) 渡辺三枝子：カウンセリング心理学. pp.129-132, ナカニシヤ出版, 1997.

その他

1) 厚生労働省：高齢者の医薬品適正使用の指針 総論編. 厚生労働省, 2018.
2) 満田年宏訳著：血管内留置カテーテル関連感染予防のためのCDCガイドライン2011. ヴァンメディカル, 2011.

3) 環境省：廃棄物処理法に基づく感染性廃棄物処理マニュアル．令和４年６月．
https://www.env.go.jp/content/000044789.pdf（2022/12/3 アクセス）

4) 環境省：廃棄物処理における新型コロナウイルス感染症対策に関する Q&A 令和
３年６月３日時点版（医療関係機関等向け）．
https://www.env.go.jp/content/900537217.pdf（2022/12/3 アクセス）

5) 日本糖尿病学会編：糖尿病治療ガイド 2022-2023．p.34，文光堂，2022．

参考文献

第１章

- 真島英信：生理学．改訂第 18 版，文光堂，2002．
- 阿部正和：バイタルサイン―そのとらえ方とケアへの生かし方．医学書院，1980．
- 阿曽洋子，他：基礎看護技術．第８版，医学書院，2019．
- 村中陽子，他編：学ぶ・活かす・共有する 看護ケアの根拠と技術．第３版，医歯薬出版，2019．
- 猪又克子，他監修：Photo & Movie 臨床看護技術パーフェクトナビ．pp.176-188，学研，2008．
- 久保田博南：バイタルサインモニタ入門．学研メディカル秀潤社，2000．
- 若林紀子，他：体温測定に関する基礎的研究（第５報）―条件・部位の変化における腋窩用体温計測定値の比較―．神戸市看護大学短期大学部紀要，21：73-79，2002．

第２章

- 香春知永，他編：看護学テキスト NiCE 基礎看護技術．南江堂，2009．
- 志自岐康子，他編：ナーシング・グラフィカ 基礎看護学―基礎看護技術．第２版，メディカ出版，2007．
- 竹尾恵子，他監修：看護技術プラクティス．第２版，学研メディカル秀潤社，2009．
- 大森武子，他：仲間とみがく看護技術 image & build & action．医歯薬出版，2010．
- 山口瑞穂子編：看護技術講義・演習ノート．医学芸術社，2010．

- 黒川　清編：必携　在宅医療・介護基本手技マニュアル．永井書店，2000．
- 日本小児アレルギー学会：食物アレルギー診療ガイドライン 2021 ダイジェスト版．
  https://www.jspaci.jp/guide2021/jgfa2021_1.html（2023/2/10 アクセス）
- 佐藤蓉子，他編著：食事の援助技術．中央法規出版，2008．
- 山田好秋：よくわかる摂食・嚥下のしくみ．医歯薬出版，1999．
- 日本静脈経腸栄養学会編：コメディカルのための静脈・経腸栄養ガイドライン．南江堂，2000．
- 東口髙志編：NST 完全ガイド　栄養療法の基礎と実践．照林社，2005．

第3章

- 藤野彰子編：看護技術ベーシックス．第2版，pp.144-153，pp.172-199，サイオ出版，2021．
- 川村佐和子編：ナーシング・グラフィカ　基礎看護学──基礎看護技術．pp.267-270，pp.275-277，pp.279-280，p.282-283，メディカ出版，2004．
- 茂野香おる，他：系統看護学講座　基礎看護技術Ⅱ　基礎看護学 3．pp.75-76，pp.88-94，医学書院，2022．
- 坪井良子，他：基礎看護学　考える基礎看護技術Ⅱ　看護技術の実際．pp.127-129，pp.138-139，pp.142-146，ヌーヴェルヒロカワ，2006．
- 池西静江編：やってみよう！基礎看護技術　改訂2版．pp.147-151，pp.156-175，メディカ出版，2007．
- 日本コンチネンス協会ホームページ．
  https://www.jcas.or.jp/（2023/2/10 アクセス）
- ユニ・チャーム：排泄ケアナビ ひとりひとりに合わせた排泄ケア．
  https://www.carenavi.jp/ja/expert/vol2.html（2023/2/10 アクセス）
- ユニ・チャーム：排泄ケアナビ　排便に適した姿勢の提供．
  https://www.carenavi.jp/ja/jissen/ben_care/syukan/shisei.html
  （2023/2/10 アクセス）
- 吉田みつ子，他監修：新訂版 写真でわかる基礎看護技術 アドバンス．pp.145-171，インターメディカ，2021．
- 深井喜代子，他：新体系看護学全書　基礎看護学③　基礎看護技術Ⅱ．pp.64-71，pp.85-91，メヂカルフレンド社，2021．
- 川島みどり編著：改訂版実践的看護マニュアル 共通技術編．pp.99-107，pp.111-114，pp.116-118，看護の科学社，2002．
- 田中純子：排尿のコンチネンスケア　尿道カテーテル管理の指導．月刊ナーシング，

26（10）：86-91，2006.

● 村中陽子, 他編：学ぶ・活かす・共有する 看護ケアの根拠と技術. 第3版, pp.32-33, 医歯薬出版, 2019.

第4章

● 氏家幸子, 他編：基礎看護技術Ⅰ. 第6版, 医学書院, 2005.

● 三上れつ, 他編：演習・実習に役立つ基礎看護技術 根拠に基づいた実践をめざして. 第3版, ヌーヴェルヒロカワ, 2008.

● 川島みどり監修：看護技術スタンダードマニュアル. メヂカルフレンド社, 2006.

● 土屋弘吉, 他編：日常生活活動（動作）—評価と訓練の実際—. 医歯薬出版, 1992.

● 初山泰弘監修：図解 自立支援のための患者ケア技術. 医学書院, 2003.

● 氏家幸子監修：成人看護学 D.リハビリテーション患者の看護. 第2版, 廣川書店, 2005.

● 平田雅子：[完全版] ベッドサイドを科学する—看護に生かす物理学. 学習研究社, 2009.

● 山永裕明監修, 野尻晋一著：リハビリテーションからみた介護技術. 中央法規出版, 2006.

● 任 和子, 他：系統看護学講座 基礎看護学3 基礎看護技術Ⅱ. 第18版, 医学書院, 2021.

● 村中陽子, 他：学ぶ・試す・調べる 看護ケアの根拠と技術. 第2版, 医歯薬出版, 2013.

第5章

● 小板橋喜久代, 他編：リラクセーション法入門 セルフケアから臨床実践へとつなげるホリスティックナーシング. 日本看護協会出版会, 2013.

● 荒川唱子, 他編：看護にいかすリラクセーション技法—ホリスティックアプローチ. 医学書院, 2001.

● 五十嵐透子：リラクセーション法の理論と実際 ヘルスケア・ワーカーのための行動療法入門. 医歯薬出版, 2001.

● 佐々木雄二：自律訓練法の実際—心身の健康のために—. 創元社, 1976.

● 今西二郎, 他：臨床アロマセラピー 実践例から学ぶプロの技. 南山堂, 2019.

● 今西二郎：補完・代替医療 メディカル・アロマセラピー. 第3版, 金芳堂, 2015.

- 日本臨床アロマセラピー学会編：ナース・ケアワーカーのための臨床アロマセラピー入門編—ケアにアロマを取り入れたい人のはじめの一歩. メディカ出版, 2015.
- 茅島 綾, 他：メディカルアロマセラピー研究の動向と課題. 獨協医科大学看護学部紀要, 12：67-81, 2019.

第6章

- 深井喜代子, 他：新体系看護学 18 基礎看護学. pp.284-288, メヂカルフレンド社, 2004.
- 阿曽洋子, 他：基礎看護技術. 第8版, pp.152-192, 医学書院, 2020.
- 江川隆子, 他：考える基礎看護技術Ⅱ 看護技術の実際. 第3版, pp.383-394, ヌーヴェルヒロカワ, 2005.
- 香春知永, 他：看護学テキスト NiCE 基礎看護技術. pp.227-229, p.392, 南江堂, 2020.
- 佐藤美智子：輸液ルートのロック. エキスパートナース, 22（6）：66-73, 2006.
- 岡田淳子：寝衣交換.「学ぶ・活かす・共有する 看護ケアの根拠と技術」. 村中陽子, 他編, 第3版, pp.107-108, 医歯薬出版, 2019.

第7章

- 深井喜代子, 他編：基礎看護学テキスト. 南江堂, 2006.
- 大岡良枝, 他編：NEW なぜ？ がわかる看護技術 LESSON. 学習研究社, 2006.
- 新岡都樹編：看護技術ベーシックス改訂版. 第2版, 医学芸術新社, 2007.
- 香春知永, 他編：：看護学テキスト NiCE 基礎看護技術. pp.296-309, 南江堂, 2009.

第8章

- 藤田昌久編：Nursing Mook 35. ステップアップ院内感染防止ガイド. pp.4-9, 学習研究社, 2006.
- 厚生労働省ホームページ：医療施設における院内感染の防止について. http://www.mhlw.go.jp/topics/2005/02/tp0202-1.html（2023/2/10 アクセス）
- 下野信行：マスク・手洗い・うがい効果のエビデンス. 臨床と研究, 97（12）：1537-1541, 2020.
- 藤田直久：うがい・手洗い. 薬局, 62（12）：3741-3745, 2011.
- 氏家幸子, 他編：基礎看護技術Ⅱ. 第6版, pp.3〜26, 医学書院, 2006.

- 藤田昌久編：Nursing Mook 35. ステップアップ院内感染防止ガイド. pp.84-93, 学習研究社, 2006.
- 杉野佳江編：標準看護学講座 13 巻 基礎看護学 2. 第 5 版, 金原出版, 2003.
- 内藤亜由美, 他編：病態・処置別スキントラブルケアガイド. 学研, 2008.
- 深井喜代子, 他：基礎看護技術ビジュアルブック―手順と根拠がよくわかる. 照林社, 2010.
- 任　和子編：系統看護学講座 基礎看護学 3 基礎看護技術Ⅱ. 医学書院, 2022.
- 任　和子編：根拠と事故防止からみた 基礎・臨床看護技術. 医学書院, 2019.
- 医療情報科学研究所編：看護がみえる vol.1 基礎看護技術. メディックメディア, 2018.
- 医療情報科学研究所編：看護がみえる vol.2 臨床看護技術. メディックメディア, 2018.
- 三木明徳監修：人体構造からわかる 看護技術のエッセンス. 医歯薬出版, 2020.
- 村中陽子, 他編：学ぶ・活かす・共有する 看護ケアの根拠と技術. 第 3 版, 医歯薬出版, 2019.
- 中澤真弥：看護の現場ですぐに役立つ 排泄ケアのキホン. 秀和システム, 2018.
- 寺岡三左子, 他：看護技術ベーシック＆アドバンス 足浴. クリニカルスタディ, 28（1）：29-33, 2007.
- 村中陽子, 他編：学ぶ・活かす・共有する 看護ケアの根拠と技術. 第 3 版, pp.110-111, 医歯薬出版, 2019.
- 諏訪みゆき：これだけは避けたい！看護技術 清潔（2）洗髪. ナーシング・トゥデイ, 22（3）：36-39, 2007.
- 鈴木智恵子, 他：ベッドサイドで実施する洗髪. ナーシングカレッジ, 11（5）：27-33, 2007.
- 宮内熱子：腹臥位療法中の生活のケア. 眼科ケア, 9（10）：1012-1016, 2007.
- 坪井良子, 編：考える基礎看護技術Ⅱ 看護技術の実際. 第 3 版, ヌーヴェルヒロカワ, 2005.
- 小島操子, 他編：看護のコツと落とし穴（1）看護技術. 中山書店, 2000.
- 鈴木俊夫, 他編：JJN スペシャル. No73. これからの口腔ケア. 医学書院, 2003.
- 石丸信一, 他：経管栄養患者に対する口腔ケア. ナーシング・トゥデイ, 24（12）：87-92, 2009.
- 晴山婦美子, 他編著：看護に役立つ 口腔ケアテクニック. 医歯薬出版, 2008.
- 小島照子, 他編：看護系標準教科書 基礎看護学技術編. オーム社, 2007.

文献

- 宮脇美保子：看護技術ベーシック&アドバンス 第9回 洗髪. クリニカルスタディ, 27（4）：1135-1139, 2006.

第9章

- 任 和子, 他：系統看護学講座 基礎看護学2 基礎看護技術I. 第18版, 医学書院, 2021.
- 任 和子, 他：根拠と事故防止からみた 基礎・臨床看護技術. 第2版, 医学書院, 2020.
- 医療情報科学研究所編：看護がみえる vol.1 基本看護技術. メディックメディア, 2019.
- 医療情報科学研究所編：看護がみえる vol.2 臨床看護技術. メディックメディア, 2019.
- 吉田みつ子, 他監修：新訂版 写真でわかる 基本看護技術アドバンス. インターメディカ, 2020.
- 竹尾恵子監修：看護技術プラクティス. 第2版, 学研メディカル秀潤社, 2022.
- メディカルサラヤ：手指衛生5つのタイミング.
  https://med.saraya.com/who/fivemoments.html（2023/2/10 アクセス）
- 松尾ミヨ子, 他：ナーシンググラフィカ 基礎看護学③ 基礎看護技術II. メディカ出版, 2022.
- 川口孝泰：ベッドまわりの環境学. 医学書院, 2009.
- 香春知永, 他編：看護学テキスト NiCE 基礎看護技術. 改訂第2版, 南江堂, 2016.
- 山口瑞穂子, 他：看護技術 講義・演習ノート 上巻. 第2版, 医学芸術社, 2021.
- 坂本すが, 他監修：完全版ビジュアル 臨床看護技術ガイド. 第3版, 照林社, 2018.
- 永井秀雄監修：ドレーン&チューブ管理マニュアル. 改訂第2版, 学研メディカル秀潤社, 2019.
- 職業感染制御研究会ホームページ：特設コーナー「安全器材と個人用防護具」. 職業感染防止のための医療スタッフの防護（PPE の使用）.
  https://www.safety.jrgoicp.org/ppe-use.html（2023/2/10 アクセス）
- 本庄恵子, 他監修：新訂版 写真でわかる臨床看護技術2 アドバンス. インターメディカ, 2020.

第10章

● 本田美和子, イヴ・ジネスト, 他著：ユマニチュード入門. 医学書院, 2014.

第11章

● 深井喜代子, 他：新体系看護学18　基礎看護学. pp.357-372, メヂカルフレンド社, 2004.
● 阿曽洋子, 他：基礎看護技術. 第8版, pp.385-391, 医学書院, 2020.
● 江川隆子, 他：考える基礎看護技術Ⅱ　看護技術の実際. 第3版, pp.629-632, ヌーヴェルヒロカワ, 2005.
● 玉木ミヨ子編集："なぜ？どうして？"がわかる基礎看護技術. pp.81-84, 照林社, 2005.
● 小林光恵：ナースのための決定版エンゼルケア. 学研メディカル秀潤社, 2015.
● 香春知永, 他：看護学テキストNiCE　基礎看護技術. pp.485-490, 南江堂, 2020.
● 松﨑和代, 他：死後のケア. 「学ぶ・活かす・共有する　看護ケアの根拠と技術」. 村中陽子, 他編, 第3版, pp.259-266, 医歯薬出版, 2022.

第12章

● 木下由美子編著：新版 在宅看護論. 医歯薬出版, 2009.
● 小林奈央：グループワークで学ぶ　家族看護論　カルガリー式家族看護モデル実践へのファーストステップ. 医歯薬出版, 2005.

第13章

● 妹尾弘幸：一人ひとりが輝くレクリエーション・プログラム. 中央法規, 2009.
● 奥　幸博：脳いきいきレクリエーション. 日総研出版, 2005.
● バーニー・アリゴ, 梅本充子, 他：回想法アクティビティハンドブック. すぴか書房, 2018.

第14章

● 足達淑美：シンプル＆ミニマム　保健指導・行動変容支援ガイド. 医歯薬出版, 2020.
● ナンシー I. ホイットマン著, 安酸史子監訳：ナースのための患者教育と健康教育. 医学書院, 1996.

文献

その他

- 任 和子, 他：系統看護学講座 基礎看護学3 基礎看護技術Ⅱ. 第18版, 医学書院, 2021.
- 田中健次：【インタビュー】ダブルチェックの方法とその選択—有効性と効率性を探るシステム安全学の研究から. 看護管理, 24 (5)：426-431, 2014.
- 日本医療機能評価機構：PTPシートの誤飲（第3報）. 医療安全情報 no.177, 2021年8月.
  https://www.med-safe.jp/pdf/med-safe_177.pdf（2023/2/10 アクセス）
- 古久保 拓, 他：炭酸ランタンOD錠の食道への一時的な付着が疑われた血液透析患者の1例. 日本腎臓病薬物療法学会誌, 9 (3)：371-375, 2020.
- 大庭 彩, 他：ドキシサイクリンの不適切な服用方法により食道潰瘍を呈した1例. 小児科臨床, 73 (3)：331-334, 2020
- Hey H, et al：Oesophageal transit of six commonly used tablets and capsels. Br Med J, 285 (6356)：1717-1719, 1982.
- Perkins AC, et al：Impaired oesophageal transit of capsule versus tablet formulations in the elderly. Gut, 35 (10)：1363-1367, 1994.
- 厚生労働省：後発医薬品の生物学的同等性試験ガイドライン. 2020.
- 厚生労働省, 日本薬剤師会：知っておきたい薬の知識. 2022
- 日本薬剤師会：くすりの正しい使い方（中学・高校・一般向け）. 2008.
- 厚生労働省：第十八改正日本薬局方 製剤総則. 2021.
- 厚生労働省：高齢者の医薬品適正使用の指針 各論編（療養環境別）. 2019.
- 坂井建雄, 他：系統看護学講座 人体の構造と機能 [1] 解剖生理学. 第11版, 医学書院, 2022.
- Nakajima Y, et al：Anatomically safe sites for intramuscular injections: a cross-sectional study on young adults and cadavers with a focus on the thigh. Hum Vaccin Immunother, 16 (1)：189-196, 2020.
- 日本プライマリ・ケア連合学会 ワクチンチーム監修：新型コロナワクチン より安全な新しい筋注の方法（2021年3月版）.
  https://www.youtube.com/watch?v=tA96 CA6 fJv8（2023/2/10 アクセス）
- 日本糖尿病教育・看護学会研究推進委員会：インスリン療法を行う糖尿病患者への糖尿病看護のベストプラクティス—糖尿病看護スペシャリストの実践知をもとに. 日本糖尿病教育・看護学会誌, 15 (1)：25-35, 2011.
- 日本糖尿病協会：インスリン自己注射ガイド. 2014.

- 日本感染症学会, 他：JAID/JSC 感染症治療ガイドライン 2017―敗血症および カテーテル関連血流感染症―. 日本化学療法学会雑誌, 66（1）：82-117, 2018.
- 国公立大学附属病院感染対策協議会編：病院感染対策ガイドライン 2018 年版【2020 年 3 月増補版】. じほう, 2020.
- 日本アレルギー学会監修：アナフィラキシーガイドライン 2022. 日本アレルギー学会, 2022.
- 日本褥瘡学会編：ベストプラクティス医療関連機器圧迫創傷の予防と管理. 照林社, 2016.
- 日本臨床検査標準協議会：標準採血法ガイドライン GP4-A3. 2019.
- 東口髙志：わかる・できる注射・輸液・輸血・採血. 南江堂, 2006.
- 日本糖尿病学会編：糖尿病治療ガイド 2022-2023. p.34, 文光堂, 2022.
- 日本糖尿病学会編：糖尿病専門医研修ガイドブック 改訂第 8 版. 診断と治療社, pp.444-445, 2020.
- 平野　勉監修：見てできる臨床ケア図鑑 糖尿病看護ビジュアルナーシング. 改訂第 2 版, 学研メディカル秀潤社, pp.294-308, 2021.
- 小野田千枝子監修, 高橋照子, 他編：実践！ フィジカルアセスメント. 改訂第 3 版, 金原出版, 2008.
- 山内豊明：フィジカルアセスメントガイドブック. 医学書院, 2005.
- 日野原重明編：フィジカルアセスメント　ナースに必要な診断に必要な知識と技術. 第 4 版, 医学書院, 2006.
- 城丸瑞恵, 他編著：腹部のフィジカルアセスメント. 学研, 2006.

（付　録）

- 奈良信雄：看護・栄養指導のための臨床検査ハンドブック. 第 6 版, 医歯薬出版, 2022.
- 奈良信雄：看護師のための検査値・数式事典. 秀和システム, 2009.
- 原田玲子, 他編：人体の構造と機能および疾病の成り立ち　人体の構造と生理機能. 医歯薬出版, 2007.
- 中島雅美：メディカルイメージブック解剖学. 医歯薬出版, 2010.
- 小板橋喜久代：カラーアトラス　からだの構造と機能. 学習研究社, 2005.
- 長谷川　浩, 他編：共感的看護―いま, ここでの出会いと気づき. 医学書院, 2000.

ナーシング・ポケットマニュアル
基礎看護技術　第2版　　　ISBN978-4-263-23974-2

2011 年 8 月 10 日	第 1 版第 1 刷発行
2022 年 3 月 25 日	第 1 版第 9 刷発行
2023 年 8 月 10 日	第 2 版第 1 刷発行

編著者　岡　本　恵　里

玉　木　ミ　ヨ　子

発行者　白　石　泰　夫

発行所　**医歯薬出版株式会社**

〒113-8612　東京都文京区本駒込1-7-10
TEL. (03)5395-7618(編集)・7616(販売)
FAX. (03)5395-7609(編集)・8563(販売)
https://www.ishiyaku.co.jp/
郵便振替番号 00190-5-13816

乱丁，落丁の際はお取り替えいたします　　　印刷・あづま堂印刷／製本・明光社